高木家のごはん

高木泰子（著）
監修・藤谷朝実

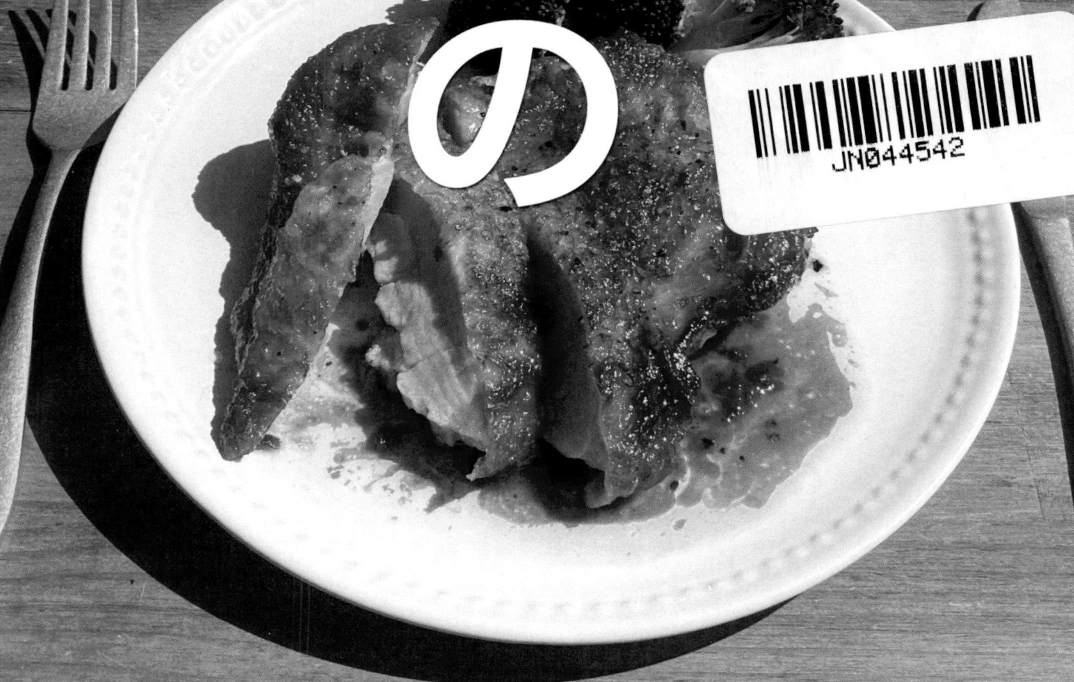

シトリンっ子のためのレシピ集 

はじめに

2010年10月31日、我が家に初めての赤ちゃんがやってきました！ちょっと小さかったけれど、病院中に響き渡るような元気いっぱいの泣き声とともに産まれてきてくれました。その後すくすく成長し、そんな長男も現在12歳。今はライフセービングに夢中な、ちょっと反抗期の元気いっぱい小学6年生です。

生後7か月でシトリン欠損症と確定診断を受けて以来、主治医に医学的な指導を受けながら、管理栄養士の藤谷先生に食事指導や生活面のアドバイスも受け、順調に成長してきました。シトリン欠損症は、引き継いだ遺伝子によって食の好き嫌いがはっきりしていて、その人それぞれに合った食事があり、シトリン欠損症の人が理想とされるバランスで食事を摂ることにより成人発症シトルリン血症II型を防ぐことができると聞いています。息子は第一子だったので、どうやって育てればよいのか分からずに悩みました。特に食事においては、患者向けの離乳食の参考書もなく、管理栄養師の藤谷先生に相談しながら日々手探りで調理して食べさせました。

この本では、これまで息子が食べてきた食事記録をもとに、『高木家のごはん』を紹介しています。皆様に何か少しでもお役に立てればと思い執筆しています。日ごろ忙しい皆様が少しでも作りやすいようにと、ご家族で一緒に食事を楽しめる簡単なメニューも載せています。シトリン欠損症の体質や食の好みについてよくご存じない方にも、どんな食事を好んで食べているかも知っていただけたら嬉しく思います。シトリンっ子は、好みがそれぞれ異なるので、お子様に合わせて参考にして頂けたら幸いです。

また、指定難病にもなっているこの体質は、低血糖にならないように過ごしていくことがとても重要で、息子が感染症による低血糖になった時の事例や、その回復時の食事記録も載せております。

拙文ではございますが、何か少しでも皆様のお役に立てればと思い執筆させていただきました。この本でシトリン欠損症や食事について認知度が上がり、患者様やご家族の方々が少しでも生活しやすくなりますよう心から願っております。

高木　泰子

自己紹介＆家族のコメント

本人コメント

僕は、高木家の長男で今12歳、3歳下に弟がいます。お父さん、お母さん、おじいちゃん、おばあちゃんと弟、僕の6人で暮らしています。みんなは、僕のことをおっとりしていてちょっとのんびりしているけれど、思いやりのある優しい性格だって言ってくれます。

僕は、身体を動かすことも大好きで、小さいころから山や海によく遊びにつれて行ってもらっていました。なので、いまでもサバイバルごっこやアウトドアが大好きです！食べることも大好きで、キャンプでも自分で料理を作っています。

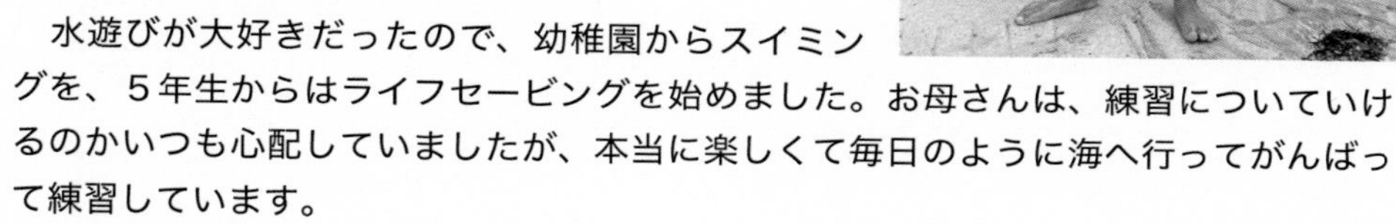

水遊びが大好きだったので、幼稚園からスイミングを、5年生からはライフセービングを始めました。お母さんは、練習についていけるのかいつも心配していましたが、本当に楽しくて毎日のように海へ行ってがんばって練習しています。

ライフセービングの練習を一緒にがんばる友だちもいっぱいいて、ライフセービングの大会に出ることもあります。大会で負けると悔しいけれど、良い結果が出るとすごくうれしいです。お父さんもお母さんも喜んでくれるので、それもとてもうれしいし、もっとがんばろうと思います。

父親コメント

第一子で分からないことも多かったですが、手探りながらも妻と一緒にシトリン欠損症について調べ、患者会にも家族で参加し、体質について勉強しました。息子は体質柄好き嫌いがたくさんあるので、妻が色んな料理を作っても食べない事もあり、でもそれは仕方がない事だと、残ったものも美味しく食べていた記憶です。

息子の食事や体調管理は人一倍大変なので、自分ができることはやるように心がけていました。入院や感染症の時だけでなく、普段の生活でも人と違うことも多いので、大変そうにしている妻の話をよく聞いていました。今振り返ると、仕事をしながら可能な限り家の手伝いをしていたつもりですが、もっと手伝えることがあったのではないかと反省しています…。

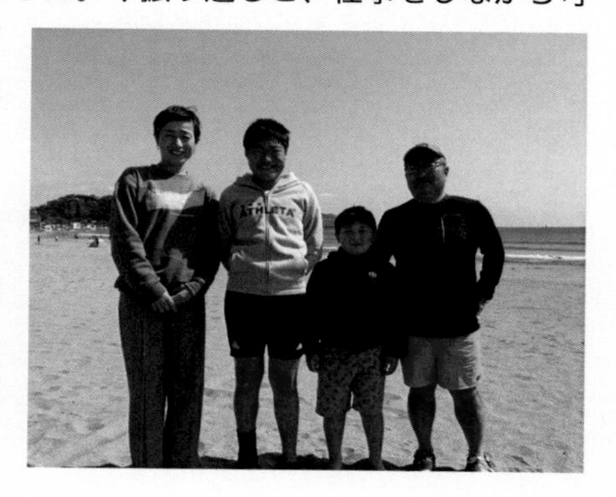

弟コメント

お兄ちゃんのご飯はお肉がいっぱいでうらやましいけど、お母さんは僕の大好きなラーメンやカレーライスも作ってくれるよ。お兄ちゃんと喧嘩もいっぱいするけど、お兄ちゃんが居ないと調子が出ないなぁ。

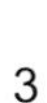

高木家のごはん・目次

シトリン欠損症について

年齢別の記録

離乳食中期（7～8か月）

離乳食後期（9～11 か月）

離乳食完了期（12～18 か月）

幼児食前期（1 歳半～2 歳）

幼児食後期（3 歳～5 歳）

学童期前期（7 歳～ 9 歳）

学童期後期（10歳～12歳）

体調不良時の記録

シトリンっ子のためのレシピ集 

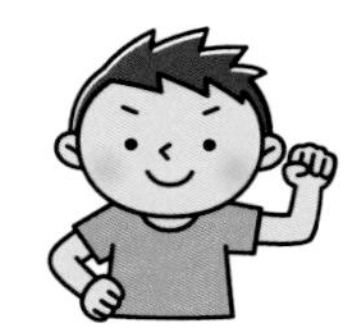

野菜を使ったレシピ

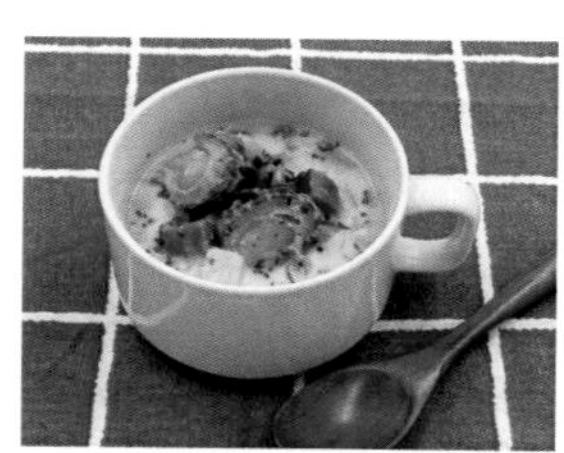

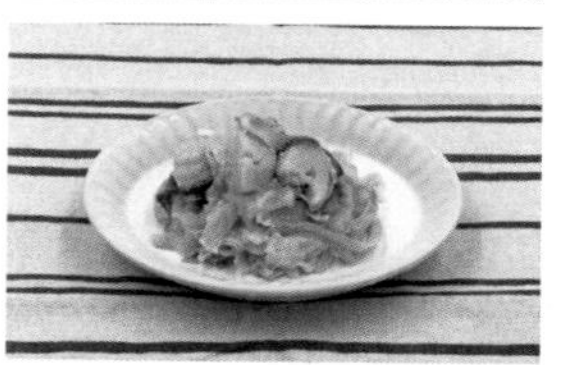

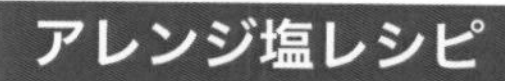

アレンジ塩レシピ

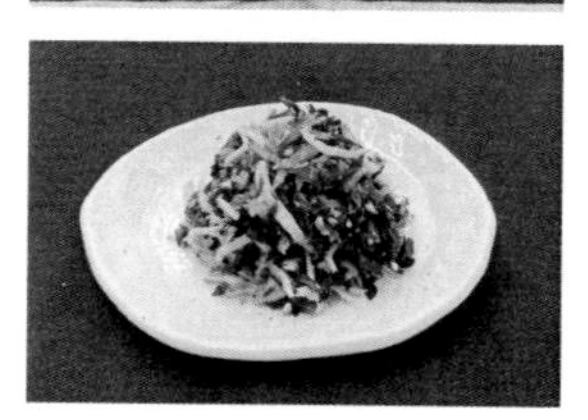

シトリンっ子と家族の取り分けレシピ

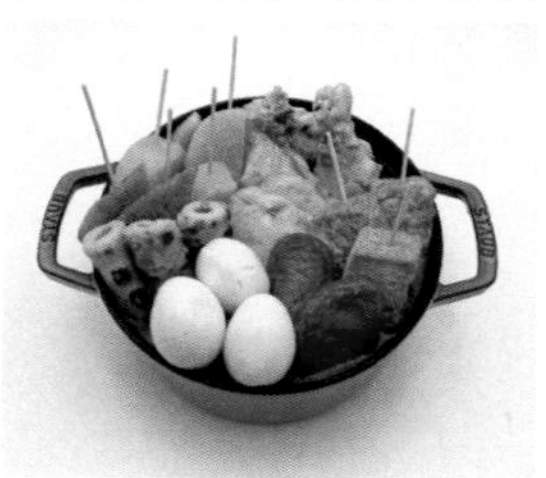

高木家のごはん・目次

スピード重視のレシピ

補食・おやつ

直ぐに出せる作り置きレシピ

簡単！節約！かさ増しレシピ

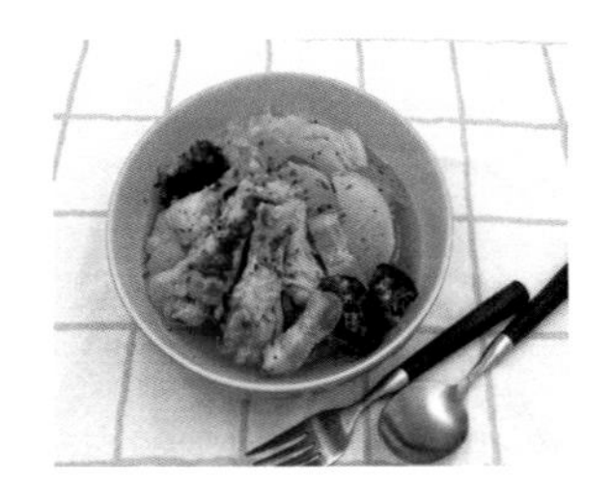

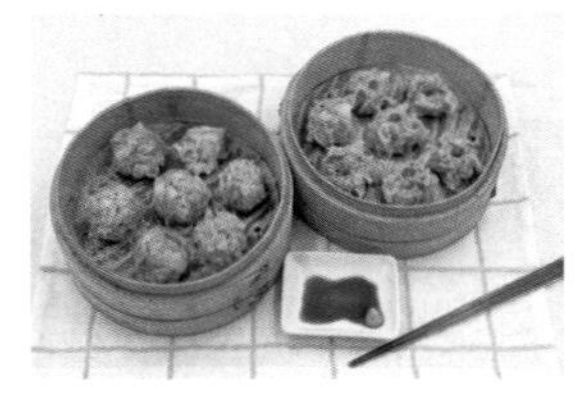

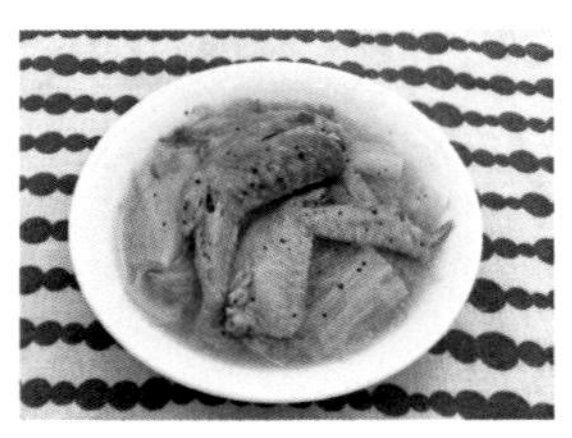

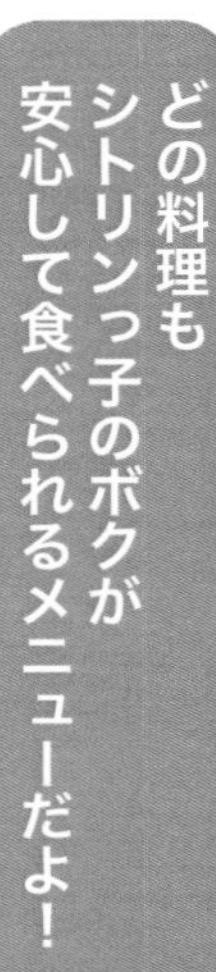

どの料理も
シトリンっ子のボクが
安心して食べられるメニューだよ！

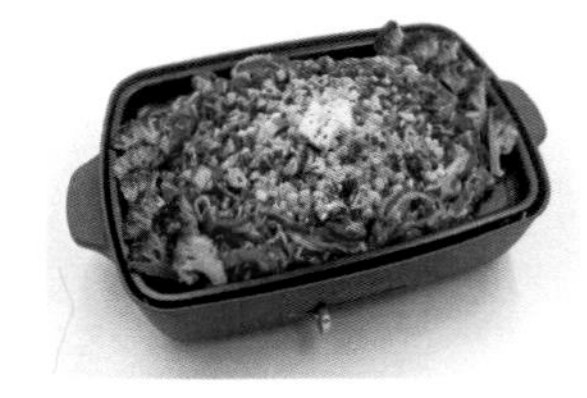

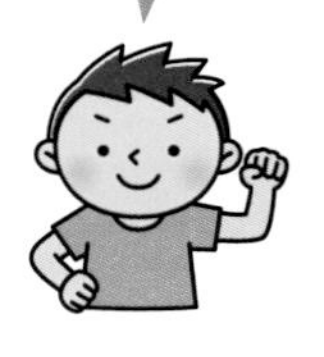

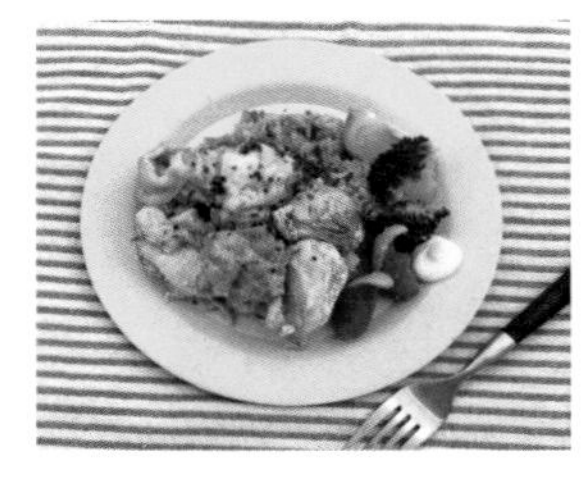

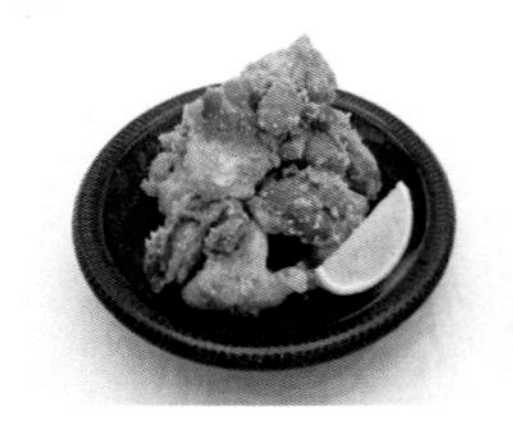

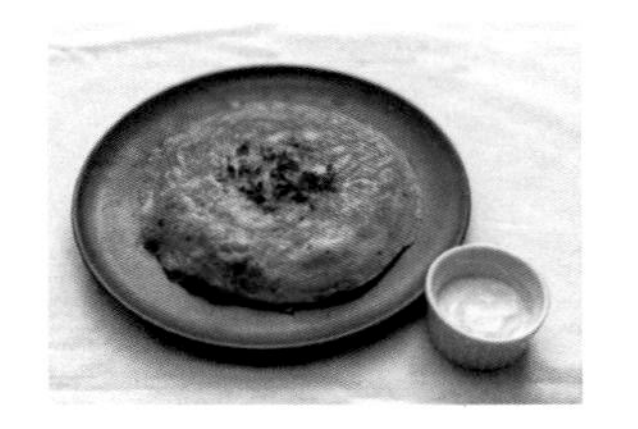

@ energy-food-tkg インスタグラムで食事を中心に普段の生活を投稿しています。

缶詰や総菜を使ったレシピ

魚介類を使ったレシピ

疲れた時のカロリーUPレシピ

食物繊維を摂れるレシピ

イベントレシピ

知っておくと便利置き換え食品レシピ

どのメニューも
ボクの大好物ばかり！
とっても美味しいよ!!

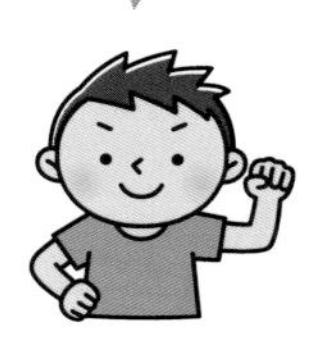

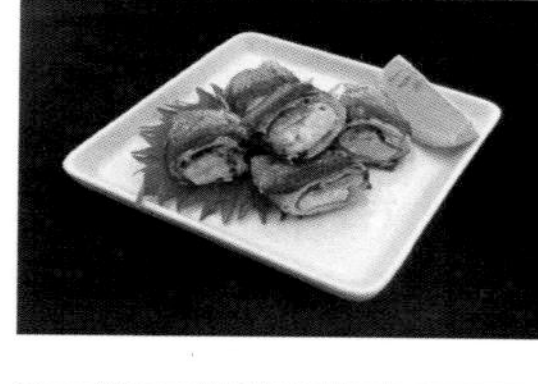

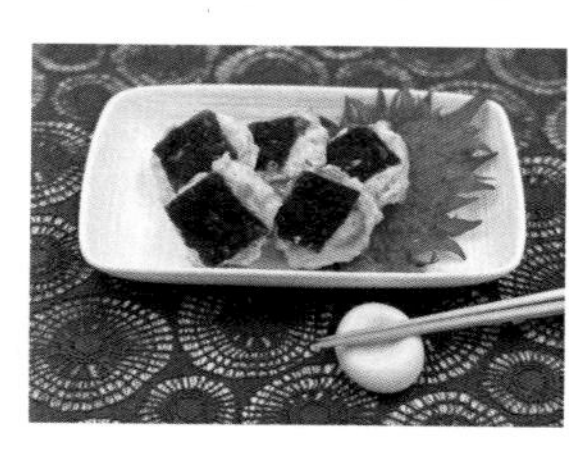

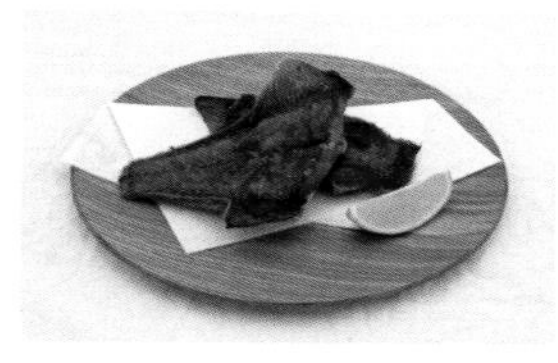

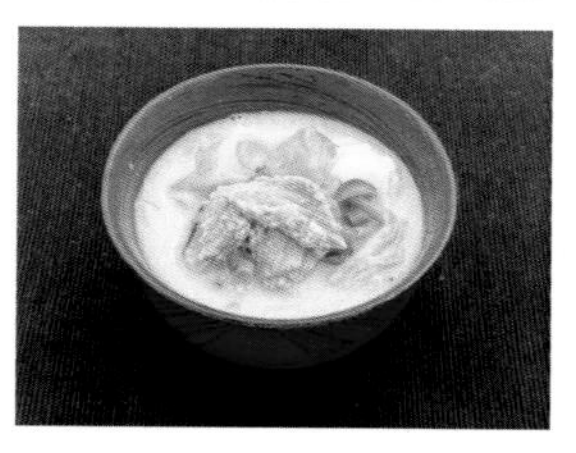

簡単に作れるメニューも
たくさんあるよ。
家族みんなで楽しんでね！

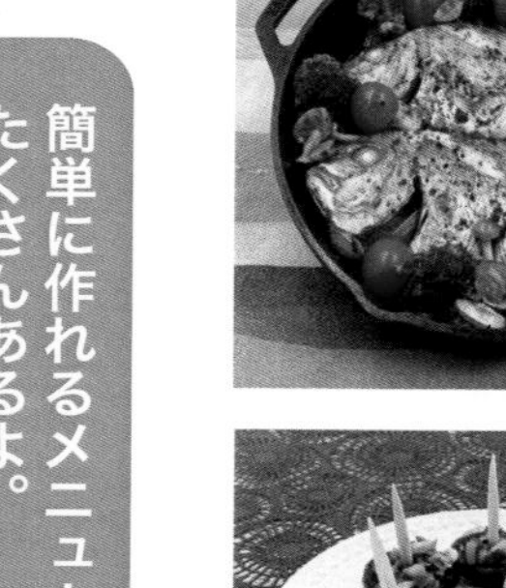

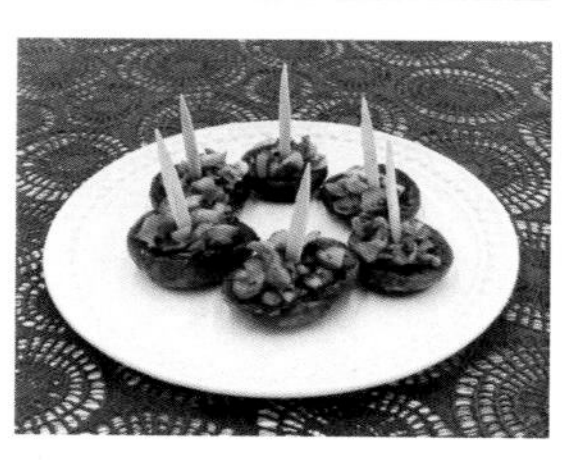

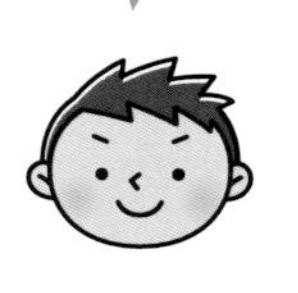

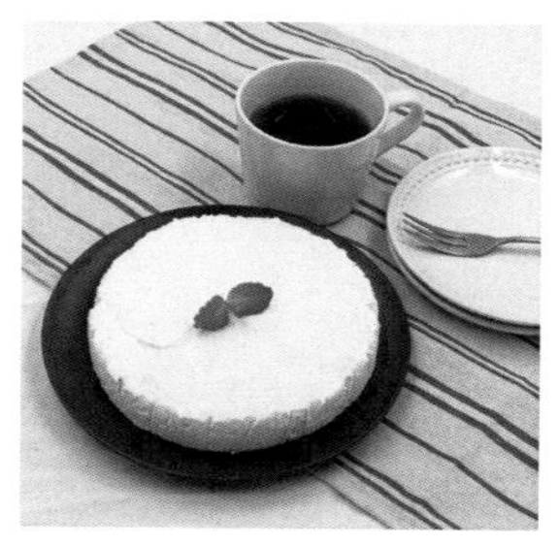

シトリン欠損症について

1. シトリン欠損症という病気

■シトリンって何？

「シトリン」は、細胞の中にあるミトコンドリアというエネルギーを産生する大切な細胞の「膜」に存在するタンパク質です。シトリン欠損症では、このタンパク質が上手に働かないために、ミトコンドリアの外からミトコンドリアの中にグルタミン酸というアミノ酸を運ぶことができません。また、ミトコンドリアの中から外へもアスパラギン酸（アミノ酸）を運び出すことができません。

ミトコンドリアは、真核細胞（遺伝情報である DNA や RNA を含む核を持っている細胞）の中にある細胞小器官で、エネルギーを産生する重要な細胞（図 1 参照）です。そのためミトコンドリアの中にグルタミン酸などの物質を運ぶことができないということは、生きるために不可欠なエネルギー産生がうまくいかないことになります。

■シトリン欠損症はどうして発症するの？

シトリン欠損症は、ミトコンドリアのアスパラギン酸・グルタミン酸の交換反応にかかわる遺伝子の変異によって起こる常染色体潜性（劣性）の疾患です。

常染色体潜性とは、両親ともに保因者で（保因者：変化した遺伝子を持っている）、その両親から共に変化した遺伝子を受け継いだ時に発症する遺伝のひとつです。片方の親だけが保育者の場合は、生まれた子供は保因者にはなりますがシトリン欠損症にはなりません。両方の親が保因者の場合にのみ発症しますので、両親のどちらかが保因者でない場合、その子どもは誰も発症することはありません。

■どのくらいの人がシトリン欠損症になるの？

シトリン欠損症は、以前はアジア人に多いといわれていましたが、現在は欧米などでも患者さんが報告されています。日本人の保因者数は 65 人に一人、患者の発生率は 17,000 人に一人と報告されています。（シトリン財団　https://citrinfoundation.org/ja/what-is-citrin-deficiency-2/prevalence/）

■シトリン欠損症ってどんな病気？

シトリン欠損症は、

1. 新生児期／乳児期に発症する肝内胆汁うっ滞症（NICCD：neonatal intrahepatic cholestasis caused by citrin deficiency）
2. 新生児・乳児期以降の適応期・代償期もしくは見かけ上健康期
3. 成人発症 II 型シトルリン血症（CTLN2：adult-onset type citrullinemia）

の 3 つの臨床表現型があります。

NICCD は、食事療法などの治療によって多くの症状は消失し、多くの場合見かけ上の健康期に移行します。一部の患者さんの中で、体重増加不良、低身長、低血糖、高脂血症などの症状が継続する FTTDCD（Failure to thrive and dyslipidemia caused by citrin deficiency）となることもありますので定期的な診察が重要です。

■シトリン欠損症の治療

シトリン欠損症の症状の特徴として特異な食癖があり、高たんぱく質・高脂質の食事を好み炭水化物を忌避する食嗜好があります。

この食嗜好は、一般的な好き嫌いとは異なり、シトリンが不足しているために一般的な食事では十分なエネルギーを産生できないことに対する代償作用と考えられます。母乳も含めて乳製品は、炭水化物量が少なく高脂肪の食品のため、エネルギーの多くを「乳」から摂取している離乳中期くらいまでは、この食癖は特徴的でなく粥や芋類などを摂取する乳児も少なくありません。

生後1年くらいから、米やパン、芋類や果物などを嫌い、チーズや乳製品などを好むという食癖が少しずつみられるようになってきます。

2. シトリン欠損症の食事

■食べ物の好き・嫌い

シトリン欠損症の子供は、ケーキやジュースなど一般的には子供たちが「好き！」な食品が食べられないことが特徴です。これらの食品は糖質を多く含む食品ですが、「好き・嫌い」ではなく、「食べられない」ということをシトリン欠損症をよく知らない方には理解していただけないことが多くあります。

この「食べられない」という理由は、まさしくシトリンというたんぱく質がうまく働かないためにおこる症状の一つで、決してわがままや「好き嫌い」ではなく、糖質の多い食品を取ってしまうことによって「気持ちがわるい」「おなかが痛い」といった症状だけでなく、エネルギー

図1■ミトコンドリア膜でのシトリンの役割（鍵と鍵穴の関係）、カルニチンと脂肪酸

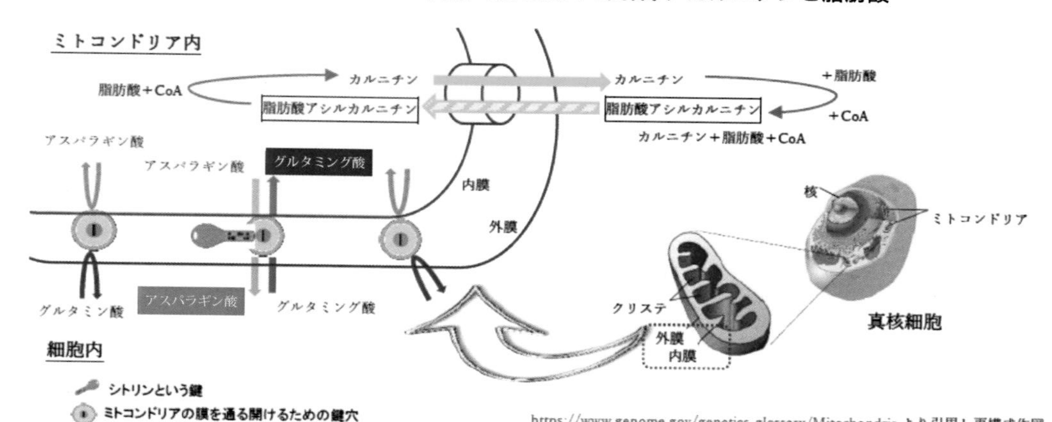

https://www.genome.gov/genetics-glossary/Mitochondria より引用し再構成作図

ミトコンドリアには内膜と外膜が存在し、内膜を通過できる物質は水や酸素、水素、アンモニアなど限られた物質です。ミトコンドリアの内部でヒトの生命維持に重要な役割を担ってるエネルギーを産生していますので、ミトコンドリアの内部にエネルギーを産生するための材料となる物質を取り入れるためにはいくつかルートがあります。

そのルートの一つが、「シトリン」という「鍵」が必要なルートです。そしてそのシトリンという鍵はミトコンドリアの外にある（細胞内にある）グルタミン酸をミトコンドリアの中に入れ込み、ミトコンドリアの中にあるアスパラギン酸をミトコンドリアの外に出すことができる鍵です。このグルタミン酸とアスパラギン酸の出し入れに伴って、NADH（ニコチンアミドアデニンジヌクレオチド）がミトコンドリア内に輸送されます。

このNADHがミトコンドリアの中に運ばれることがエネルギー産生のためには不可欠です。つまり、シトリンはNADHというエネルギーを産生する際に補酵素（補酵素：物質A→物質Bに変化する時に必ず必要となる物質(酵素)の働きを助ける物質のこと）をミトコンドリアの中に輸送する役割を担っていることになります。

一方、一般的な脂肪も同じようにミトコンドリアに入ってエネルギーを産生しますが、食品に含まれる脂肪は主としてLCTと呼ばれていて、これは長い脂肪酸（Long chain fatty acid）から構成されています。この脂肪酸がミトコンドリアの中に入る時にカルニチンという物質と結合することが必要となります。

カルニチンはアミノ酸から合成されますので不足することはほとんどありませんが、脂肪の消化・吸収には糖質に比べて時間がかかります。しかし、MCT（マクトンオイルなど）は構成する脂肪酸がLCTに比べて短く、消化吸収も短時間でかつ吸収されると肝臓に直接取り込まれ、さらにミトコンドリアに入る際にカルニチンを必要としないという代謝の特徴があります。通常の食事から必要量のエネルギーが摂取できていればMCTのような消化吸収が早い脂質を摂取するメリットは少ないように思いますが、食事摂取量が十分でない、運動量が多いなどの状況がある場合には、エネルギー供給という観点からはメリットがあると思います。

を十分に産生することができないということにつながります。

3．シトリン欠損症の栄養

■糖質の役割

エネルギーはヒトが活動するために必要で、ヒトは食品を摂取することで、体内でエネルギーに変換して身体や脳の活動のために使っています。

一般的に、糖質は非常に効率の良いエネルギー源で、「脳」は糖であるブドウ糖をそのエネルギー源として利用しています。「脳」は、1日当たり少なくとも100～120ｇのブドウ糖が必要といわれています（成人)。そして出生直後400ｇ程度であった脳は、2歳で700ｇ、5歳には1300ｇとほぼ成人の重さとなりますので、シトリン欠損症であっても糖質が含まれる食品を摂取することは必要なのです。ただ、その「量」は一般的な量に比べて1/2～1/4くらいとなり、糖質の代わりにたんぱく質や脂質をエネルギー源として利用しています。

シトリン欠損症の方は、糖質を必要量以上摂取すると「食べられなく」なりますが、その一方で必要な時にはチョコレートやアイスクリームなど少量摂取することもありますので、時としてわがままととらえられてしまうのかもしれません。

糖質摂取が「必要なのか必要でないのか」を判断するのは、食事の内容とその量を評価することが必要となります。決して、食事中のすべての糖を排除する、摂取しないということではないことということをしっかり理解することが重要です。

■シトリンっ子の食事の栄養的特徴

シトリンっ子が好きな食品は、鶏肉（皮つき)、鮭やブリ（腹身)、チーズ、牛乳、ヨーグルト、ナッツ類などです。そして、塩・胡椒で焼くといったシンプルな味付けや調理法を多くの方が好みます。

酒やみりんも煮切って（アルコール分が蒸発するまでよく加熱する）しまうと、煮物などに入っていても食べることができますが、アルコール分が残っていると食べません（食べられません)。

どうしても、揚げる、炒め焼きなどの油を使った料理が多くなりますので、食事量のそのものは少なくても、エネルギーとしては十分なことも多くあります。脂肪のエネルギーが糖質の2倍以上あり、ごはん50ｇとサラダ油10ｇはほぼ同じエネルギーとなります。少し食事量が少ないなと感じられる場合は、実際にエネルギー摂取量などの栄養計算（コラム①参照）をしてみることをお勧めします。

■LCT（long chain triglyceride）と MCT（medium chain triglyceride）

サラダ油や肉・魚に含まれる油は、LCT（長鎖脂肪）といって構成する脂肪酸の数が多いために、消化・吸収に時間がかかります。また、エネルギーになる時にカルニチンという物質が必要となるという特徴があります。

一方、MCTは構成する脂肪酸の数がLCTよりも少なく、消化吸収が早くカルニチンがなくてもエネルギーを産生することができます。エネルギーが不足しやすい、脂肪の消化がうまくできない（膵炎や胆汁うっ滞がある）時は、MCTの利用が必要となります。

MCT（中鎖脂肪）は、シトリン財団が摂取を推奨している食品です。

MCTは腎疾患などのエネルギー量を確保するために医療分野では50年以上にわたって使用されている食品ですので安全性という点では信頼度が高い食品で、乳や肉にも少量含まれています（図1参照)。

■糖質の役割

MCT の利用にあたっては少しだけ注意が必要と考えています。飽和脂肪酸や不飽和脂肪酸という言葉を耳にしたことがある方がいらっしゃると思います。肉の脂肪やバターには飽和脂肪酸がたくさん含まれているので、肉やバターをとりすぎると動脈硬化になりやすいと疫学調査で分かっています。

飽和脂肪酸はエネルギーにも変化しやすいのですが、とりすぎないようにすることが必要な成分と考えられます。MCT を構成する脂肪酸はすべて飽和脂肪酸ですので、MCT の過剰摂取は実は飽和脂肪酸の過剰につながりやすいとも考えられます。

「とりすぎ」が問題となりますが、どのくらいの量が「とりすぎ」となるかはよくわかっていません。ヒトの体はエネルギー摂取が最も優先されますので、エネルギーが不足している状態であれば、MCT の飽和脂肪酸はエネルギーとして利用されますので大きな問題にはならないのかもしれません。シトリン欠損症の方に対する MCT の利用に対する「適正量」は、今後の研究結果を待つということになると思います。

MCT の利用にあたって、食事量が十分に確保できない、食事と食事の間の時間が長い、部活など身体的な活動量が多いなどの理由がある場合には、MCT の利用をお勧めすることもあります。しかし、食事が頻回に摂取でき、食事量としても適切であると栄養診断できる場合は、MCT の利用をあえてお勧めすることはありません。

MCT の利用に対しては、その必要度、効果やその機序などについて研究が現在進行中ですので、盲目的に利用するのではなく、科学的な根拠に基づいた情報を理解されて利用されることをお勧めいたします。

column ❶ 栄養摂取量を知る方法

栄養計算は、食品成分表を用いて食品一つ一つに含まれる栄養量を計算しますが、アプリケーション（食品成分表のデータベース・文科省：https://fooddb.mext.go.jp/）などを用いることも可能です。食品成分表は現在 2022 年に出版された 8 訂が最も新しいものですが、エネルギーやたんぱく質、脂質、炭水化物の 3 つの栄養素を算出する程度であれば 7 訂といった少し古いバージョンでも問題ないと思います。

この理由としては 2 つあります。1 つ目は、食品成分表に提示されている栄養成分を示す数字はあくまでもその食品の「平均値」であるということです。食品は産地や季節、また料理法などによって栄養量が変化します。その変化量は ±10 ～ 20％ともいわれています。2 つ目は、食べた量を正確に計量したとしても、ヒトの消化吸収率は個々の状況によって相違があるということです。食べる前の食品を正確に計算しても、食べた後の消化吸収率によって、実際どのくらいの栄養素が摂取されたのかを正しく把握することはとてもとても難しいことなのです。

しかし、だからと言って計算することが全く意味がないというわけではなく、計算することで少なくとも食品から摂取できる栄養量の概算を把握することはできます。この摂取概量を把握しておくことで、体重や血液検査結果、成長状況など合わせて、食事として過不足があるのかないのかの判断をすることができます。

食品としての誤差やヒトの消化吸収率、そして日々の食事内容の変化などを考慮して、少なくとも 5 日～ 1 週間程度の食事の栄養計算結果の平均値を摂取量と考えると、実際の栄養摂取量に非常に近い栄養量を把握することができます。

食事の写真から栄養計算するアプリもありますが、油の使用量が多いなど一般的な調理法ではない場合は、算出値と実際の摂取量に乖離がでますので、使用にあたっては注意が必要です。

■野菜や果物の摂取

離乳期の前期・中期は、かぼちゃや人参といった糖質の多い食品が一般的には好まれます。シトリンっ子もすべてというわけではありませんが、離乳期などはかぼちゃや人参など好んで摂取することがあります。

野菜を食べないというのはシトリンっ子だけの問題でなく、お子さんを持つお母さまの共通の悩みです。糖質が少なく、たんぱく質が比較的多いアスパラガス、ブロッコリーなどは比較的シトリンっ子でも食べやすい野菜です。

人参のグラッセは食べないけれどサラダに入っていると食べるというシトリンっ子もいます。「食べない」という理由で、シトリンっ子の野菜を食べるチャンスをなくすことがないようにしましょう。わざわざ、野菜を選択して調理する必要はないので、ほかの家族と同様の野菜を少しずつでもお皿に盛り付けてあげてください。ごま油と塩・胡椒、マヨネーズなど自分の好きな味付けを見つけると、少しずつでも野菜を食べることができるようになることも多いと思います。

果物も、バナナをごはん代わりに食べるという方もいました。イチゴなら、りんごならという方もいます。たくさんは食べる必要はない食品ですが、無理強いしない程度にトライしてもよいと思います。（管理栄養士・藤谷朝実）

column ❷ PFC の考え方

シトリン欠損症の食事はそのエネルギー比に特徴があります。人間の生命活動に関係する栄養素は約40種類といわれています。これらの栄養素の中で「たんぱく質」「脂質」「炭水化物」の３つだけがエネルギーを産生することができるため、エネルギー産生栄養素と呼ばれています。

エネルギー比とは、この３つの栄養素から摂取しているエネルギーの割合のことで、たんぱく質（protein：P）：脂質（fat：F）：炭水化物（carbohydrate：C）の頭文字をとってPFC比と呼んでいます。PFC比は、食習慣にも大きく影響されますので、欧米人と日本人ではその標準となる割合は異なっています。2020年日本人の食事摂取基準ではP:F:C＝13～20：20～30：50～65が健康的な食事バランスを示すエネルギー比とされています。

シトリン欠損症のPFC比は、20：45～50：30～35とされ脂質と炭水化物の割合が食事摂取基準の推奨と逆転しています。このエネルギー比を計算するためには、まず栄養計算を行い、エネルギー、たんぱく質、脂質、炭水化物（利用可能糖質）のそれぞれの摂取量を算出します。たんぱく質１gは4kcal、脂質１gは9kcal、炭水化物１gは4kcalのエネルギーを産生（Atwaterの熱量係数）しますので、それぞれの栄養素から産生させるエネルギー量を算出し、エネルギー比率を計算します。たんぱく質と脂質、炭水化物それぞれから算出したエネルギー量と栄養計算で算出したエネルギー量は本来一致するはずなのですが、食品成分表でのエネルギー算出は食品によって熱量係数を変えているために、必ずしも同じにならないことがほとんどです。

私は、３つの栄養素から算出したエネルギー量を合計してから以下のような方法で割合を出しています。

〈計算例〉

- 栄養計算の結果⇒エネルギー 235kcal、たんぱく質（P）18.7ｇ、脂質（F）13.6ｇ、炭水化物（C）12.9ｇ
- **PFC比の算出**

P 18.7×4kcal=75kcal

F 13.6×9kcal=122kcal

C 12.9×4kcal=52kcal

- **エネルギー産生栄養素によるエネルギー量合計**⇒ 75 + 122 + 52=249kcal
- **PFC比の算出** ⇒ P=74.8÷249×100≒30%　122.4÷249×100≒49%　51.6÷249×100≒21%

⇒P：F：C=30：49：21となります。

column ❸ 動脈硬化と油

栄養相談の時のお母様たちから「こんなに油をとって動脈硬化になりませんか」というご質問を受けることがあります。

油の栄養価を一覧にしてみました。動脈硬化の要因としては飽和脂肪酸の過剰摂取が一つの要因とされています。飽和脂肪酸は肉やバターなどに多く含まれ、シトリン欠損症の子どもたちは比較的飽和脂肪酸を多く摂取する傾向にあります。

表は飽和脂肪酸の含有量が少ない順に植物油脂を中心に並べています。一価不飽和脂肪酸は飽和脂肪酸とは逆の働きをし動脈硬化を抑制する効果が期待できるといわれていますので、菜種油（キャノーラ油）やオリーブ油を料理に使われることをお勧めします。

また、MCT はココナッツオイルにもたくさん含まれていますが、同時に飽和脂肪酸も非常に多く含んでいます。MCT 摂取されるときには、MCT オイルや MCT パウダー等の利用をお勧めします。

	コレステロール（mg）	飽和脂肪酸（g）	一価不飽和脂肪酸（g）	多価不飽和脂肪酸（g）	MCT（mg）
なたね油	2	7.1	60.1	26.1	64
えごま油	0	7.6	16.9	70.6	0
調合油	2	11.0	41.1	40.9	32
オリーブ油	0	13.3	74.0	7.2	0
大豆油	1	14.9	22.1	55.8	0
ごま油	0	15.0	37.6	41.2	0
米ぬか油	0	18.8	39.8	33.3	0
綿実油	0	21.1	17.4	53.9	0
バター	210	50.5	18.0	2.1	5560
ココナッツオイル	1	76.3	14.4	2.4	52300

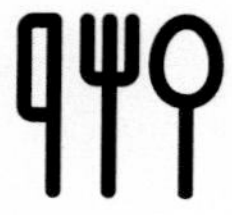

年齢別の記録

すべての子どもは病気の有無にかかわらず、身長と体重が年齢とともに増加します。その増加が成長曲線に則して増えてゆくことが順調な成長です。ただ、シトリン欠損症のようにエネルギー代謝に影響を与えるような代謝異常があると、身長・体重の増加が停滞してきます。

Ｓ君も生後３か月くらいから体重が停滞し始め、５月には身長も停滞していました。MCT ミルクに変えたとたん、体重が急激に増加しました。その後はほぼ順調に成長曲線に則して身長も体重も増加しています。このように順調な成長が得られると食事療法もおおむね順調だと考えることができます。

出生時体重 2765 g と男児としてはやや小さく出生されたＳ君は、新生児マススクリーニングでも異常は見られませんでしたが、体重増加不良で

■シトリン欠損症の診断（生後６～７か月）

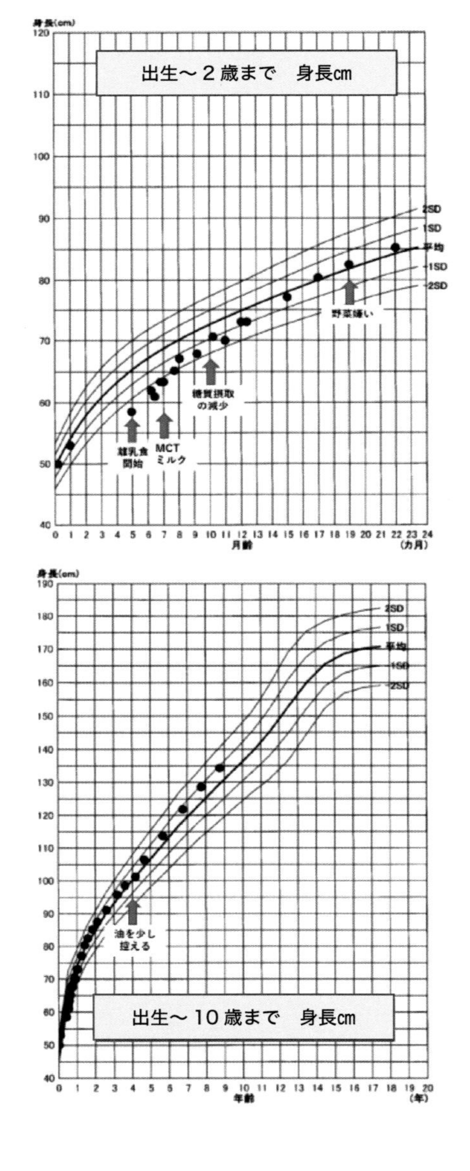

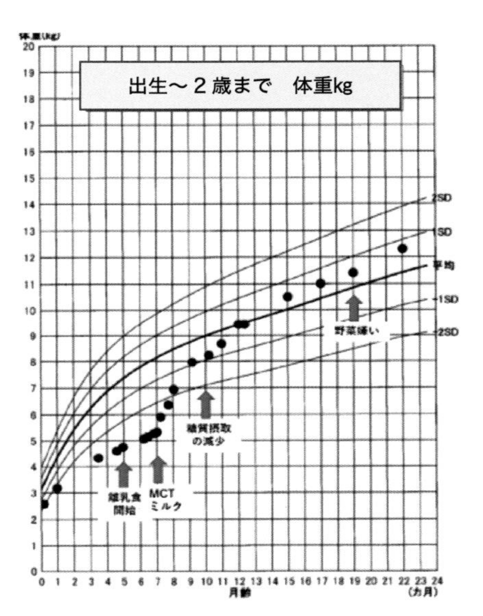

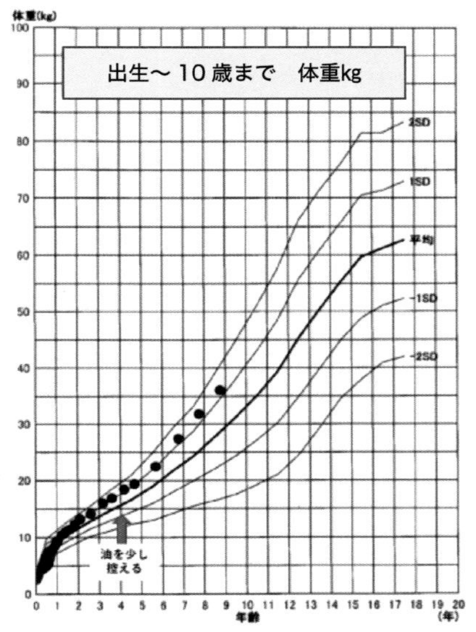

近医で経過観察をされていました。

生後４か月過ぎから黄疸が見られるようになり、生後６か月の時に肝機能異常も見られたため、小児肝臓消化器の専門医である乾医師がいる済生会横浜市東部病院を紹介され受診しました。初診時の身長 62㎝（－ 2.4SD）、体重 5.08㎏（－ 3.2SD）、％ SBMI ＊ 76.2％と身長も体重も月齢相当の成長がみられておらず、特に体重増加不良が顕著な状況でした。

この時の栄養相談の記録では、母乳は 10 回 / 日、生後５か月過ぎからは離乳食も開始となっていました。黄疸や肝機能異常の原因を検索するために生後７か月の時に入院し、医師の指示で必須脂肪酸 MCT ミルクが開始となりました。

入院時の体重から必要栄養量は 640kcal、たんぱく質 10 ～ 15ｇと設定して離乳食や MCT ミルクの提供と共に母乳も摂取していました。生後７か月児ではありましたが、病院の一般的な離乳前期食を提供し、平均 80%（50kcal、たんぱく質 1.5ｇ）の摂取ができていました。

MCT ミルク（500 ～ 800ml）と母乳（400 ～ 600ml）、離乳食と合わせて、エネルギー 840kcal、たんぱく質 30ｇ、脂質 40ｇ、炭水化物 100ｇ（PFC=14:42:44）と必要量以上の摂取ができており、栄養素の利用障害が栄養履歴からも推測されました。哺乳後は血糖値が 150㎎ /dl となることもあり、哺乳量と血糖値の観察が看護師によって記録されています。

入院１週間後には体重が 5.9kg（+100ｇ / 日）となり、MCT ミルクの哺乳が体重増加に必要という判断でお母さまには断乳をご理解していただきました。同時に離乳食も２回食（中期食）となり、入院 10 日目、身長 63.4㎝（－ 2.4SD）、体重 6.2㎏（－ 2.2SD）、％ SBMI90.2％（月・年齢別標準 BMI に対する割合）と順調な体重増加がみられ、栄養状態は改善傾向で、やや体重増加のスピードが速すぎると心配されている状況にありました。この時の離乳食は 10 時と 15 時の２回食で、つぶし粥 50 ～ 80ｇ（バターを少し加えたもの）、しらすや牛肉・卵を混ぜたおじやの他に豆腐、魚、ささみ、野菜（玉ねぎ、人参、ほうれん草、大根など）、芋類（かぼちゃ、里芋、さつまいも）、すりおろしりんご、ヨーグルトなど離乳食の中期食を 120 ～ 200ｇ / 回摂取できていました。

入院 14 日目に、間接熱量計を用いた基礎代謝量を計測すると 630kcal と同じ月齢標準の約２倍近い状況にありましたので、必要栄養量を 800 ～ 900kcal と設定して哺乳量や食事内容を再調整して退院時の栄養相談（コラム④参照）をいたしました。（管理栄養士・藤谷朝実）

column ❹ 退院時栄養相談の記録

■指示栄養量

エネルギー 800 ～ 900kcal

たんぱく質 45ｇ（Ene 比 20%）　脂質 45ｇ（Ene 比 45%）　炭水化物 80ｇ（Ene 比 35%）

■食事回数

食間が６時間以上あくと低血糖のリスクがあるため時間通りを基本にする

14% MCT ミルク　7 時、15 時、23 時、3 時

離乳食　11 時　19 時　離乳食後 MCT ミルク

■食事内容

14% MCT ミルク 合計 800ml（160ml/ 回 ×4 回 =560ml　離乳食後 100ml×2=200ml）

離乳食　主食 50ｇ程度　肉や魚 20 ～ 30ｇ＋野菜　ヨーグルトやチーズなど

✓肉や魚はぼそぼそしたものは食べにくいので脂肪の多い部位などを選択すると栄養素のバランスとしても食べやすさとしても望ましい

✓魚の缶詰なども利用して（オイルサーディンや鮭の水煮缶、ツナオイル缶など）

✓野菜は食べれるものを食べやすく加熱調理したものを基本に

✓味付けは神経質にならずに多少の味付けしては可（成人の半分程度を上限に）

離乳食中期（7～8か月）

■概要

MCT ミルクから段々と離乳食へ移行する時期。口を動かして、舌とあごで食べ物を潰して食べる頃です。肉や魚など食べにくいものは、とろみを付けて食べやすくする工夫をしました。

■とろみをつける食材

絹ごし豆腐（つぶす）、ヨーグルト、お麩（砕く）、オクラ・納豆（細かく刻む）、バター、牛乳（要加熱）、粉チーズ、クリームチーズ（クリームチーズは牛乳にのばし加熱して使う）、プロセスチーズ、高野豆腐（高野豆腐は削ったものを使う）。

野菜・魚・肉は下茹でをして刻み潰す。粥は出汁と混ぜたものを多めに作り、小分けにして冷凍していました。

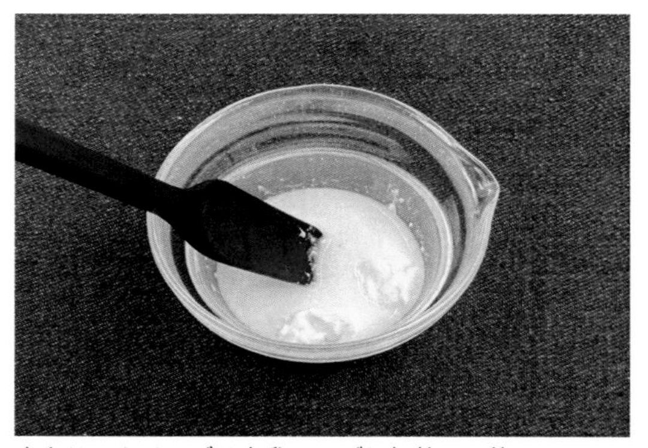

⬆クリームチーズは牛乳にのばし加熱して使う

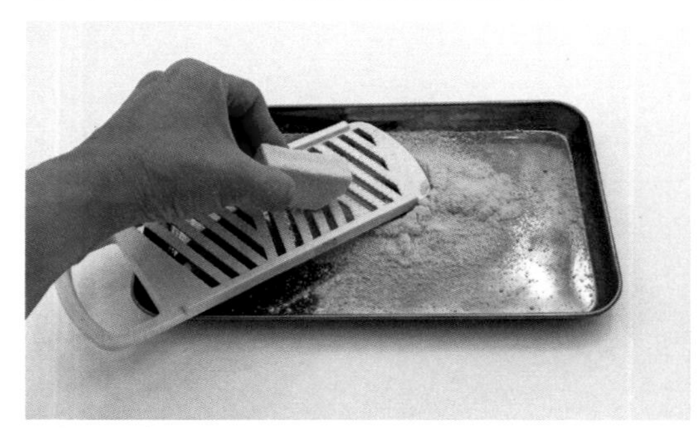

⬆高野豆腐は削ったものを使う

藤谷のワンポイントアドバイス

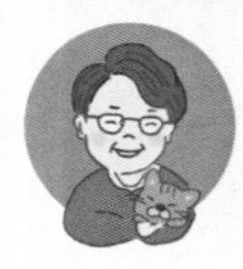

とろみと同時にたんぱく質アップにつなが食材で、とても良い工夫ですね！

■記録

糖質は、好きな食材や油が多めの食材、出汁と一緒だと食べられていた頃。嫌がったら無理に勧めないようにしていました。

８か月の終わりころから食後に吐き戻しがあり（糖質オーバーによるものと推測）、段々と食癖が出始めました。食後の吐き戻しがあると、栄養が全く摂れていないのではと心配しましたが、栄養士の先生からは、食べて暫くしてからの嘔吐は、ある程度は吸収されていると伺い、安心しました。

■食事内容

２回食（10、17 時）
ＭＣＴミルク１日トータル 960cc 程度（3、7、10、14、17、20、23 時）

■よく食べていた食材（たんぱく質）

鶏肉（ささみ、ひき肉、もも肉）、乳製品（チーズ、ヨーグルト）、大豆（豆腐、納豆、きな粉）、魚（しらす、ツナ、しゃけ、白身魚）、お麩

血糖の確認（血糖測定器の利用）

時々低血糖のような兆候が見られたため（手の震え、機嫌悪く泣く、怠そう）自宅用の血糖測定器を購入しました。元気な時に血糖測定（朝食前、昼食前、おやつ前、夕食前、就寝前、夜中）をし、その値を参考値としました。体調が少しでも怪しい時は血糖測定し、かかりつけ医へ行くかどうかの判断の一つとして利用していました。

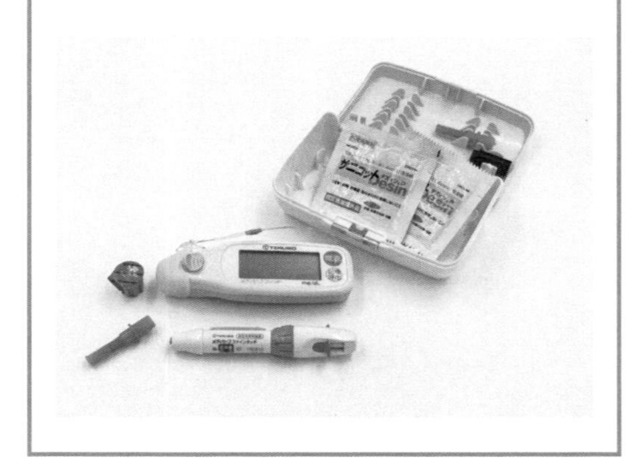

■メニュー例・7-8か月

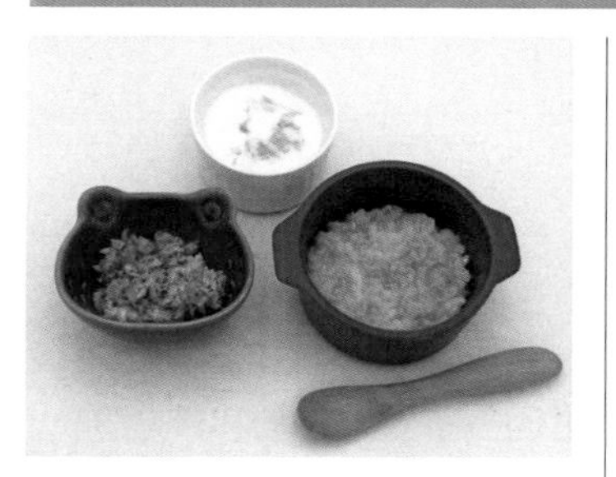

■離乳食中期①

- 鮭粥 50g
(7倍粥 30g、鮭 20g)
- ブロッコリーチーズ和え 25g
(ブロッコリー 20g、クリームチーズ 5g、ブイヨン少々)
- バナナヨーグルト 50g
(ヨーグルト 40g、バナナ 10g)
- MCT ミルク 160ml

栄養量	
エネルギー	204 kcal
たんぱく質	10.7g
脂質	9.4g
炭水化物	20.9g
PFC 比	20：40：40

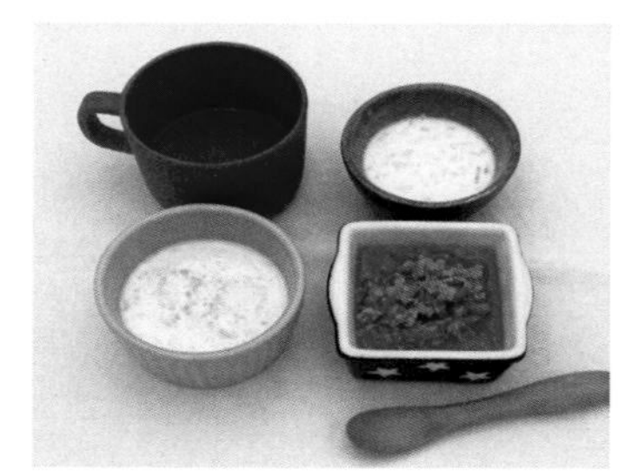

■離乳食中期②

- コーン入りパン粥 50g
(パン 5g、牛乳 50ml、バター 1g)
- ささみの野菜煮 80g（45g食べる）
(ささみ 30g、茄子 20g、トマトジュース 40ml)
- 白菜のミルク煮 30g
(白菜 15g、牛乳 15g、チーズ 5g)
- コンソメスープ 50cc
- MCT ミルク 160ml

栄養量	
エネルギー	236 kcal
たんぱく質	14.7g
脂質	10.8g
炭水化物	22.4g
PFC 比	24：40：36

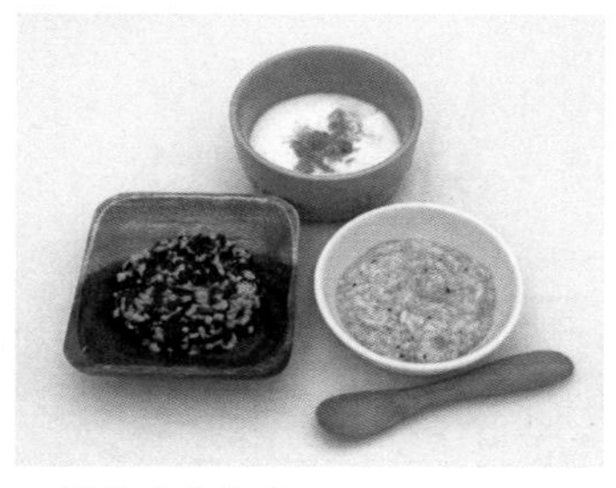

■離乳食中期③

- しらす粥 40g
(7倍粥、しらす 10g、みそ少々)
- ほうれん草納豆和え 40g
(ほうれん草 20g、ひきわり納豆 20g、出汁少々)
- きなこヨーグルト 60g
(ヨーグルト 50g、バナナ 10g、きなこ少々)

栄養量	
エネルギー	107 kcal
たんぱく質	8.8g
脂質	4.1g
炭水化物	10.6g
PFC 比	31：32：37

離乳食後期（9～11か月）

■概要

MCT ミルクから離乳食へ移行し、食癖が表れてくる頃。奥歯で潰してカミカミする時期なので、肉などの食べ難いおかずを食べやすくする工夫をしました。また、手掴み食べ、遊び食べも始まる頃です。

■肉を食べやすくする工夫

肉の脂が多めの部位（豚バラ肉等）を刻んで入たり、肉を炒めた後に牛乳＋マヨネーズ、牛乳＋チーズ、絹ごし豆腐とで煮ると（炒め煮）食べやすくなりました。

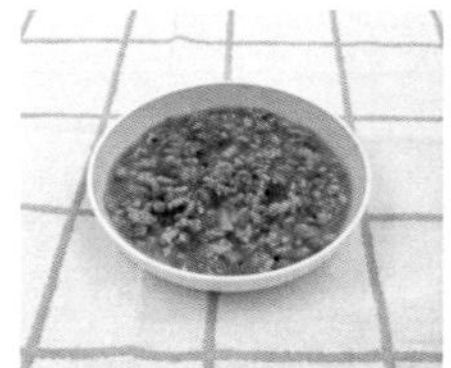

⬆豚バラ肉を刻んで入れる

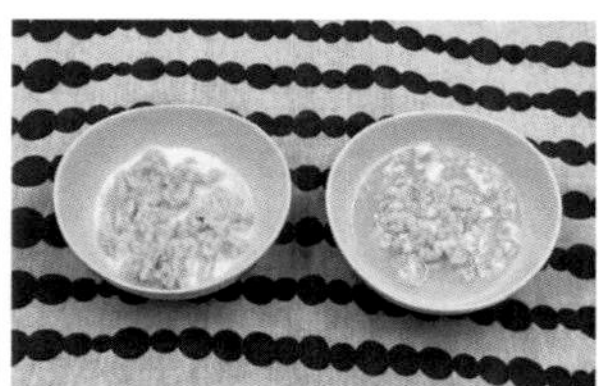

⬆牛乳やマヨネーズ、チーズ、絹ごし豆腐などで炒め煮に

■記録

3回食へ移行。朝食は糖質や野菜が進まなかった頃。毎回の食事を食べるのにもとても時間がかかりました。

糖質量が目に見えるように減り出し、食べ過ぎた際は吐き戻しや下痢がみられましたが、吐き出した後はとても元気になりましたので、引き続き本人の様子を見ながら食事は与えていました。

藤谷のワンポイントアドバイス

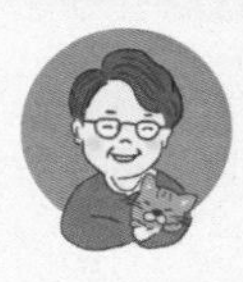

離乳後期くらいになると、一日に必なエネルギーの約 60 ～ 70％程度を離乳食から摂取するようになります。この時期になると糖質の多い食品を好まないという特異な食癖が現れてきます。これまで糖質性の食品も摂取していたので、少し心配になるかもしれませんが、これは離乳食卒業の「しるし」と考えましょう。

食事の量が少ない時は、食後にMCTミルクを追加することもありました。

この頃、使い勝手の良い市販の冷凍ポーションタイプのペースト野菜をよく使っていましたが、吐き戻し等がみられ、糖質が多い食材はなるべく控えるようにと栄養相談でアドバイスを受けました（にんじん、かぼちゃ、じゃがいも等）。

１歳以降、MCTミルクから牛乳へ移行しやすいように、離乳食では牛乳を料理に多く使うように心がけました。

離乳食作りは、素材別にまとめて下茹、刻むなどして、約１週間をめどに冷凍保存していました。使いたい分を解凍して使用できましたので、時短につながりました。

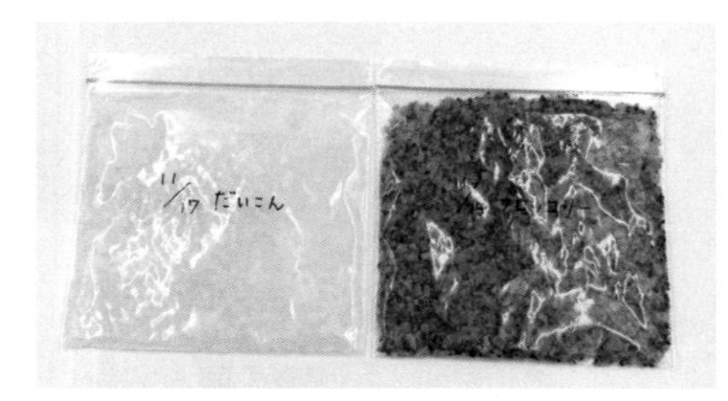

⬆離乳食は素材別に冷凍保存

便利なベビーフードも利用しましたが、あまり好まず、エネルギーを摂れる内容の商品も少なかったので使わなくなりました。缶詰（ツナ、サバ、鮭、ホタテ）はよく利用しました。

藤谷のワンポイントアドバイス

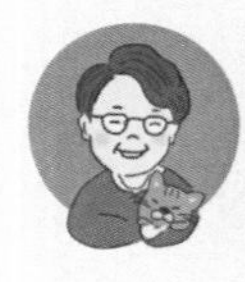

缶詰の利用は、非常食としても日常使いの保存食としてもおすすめです！骨まで柔らかくなっているので離乳中期くらいから利用できます。

■食事内容

３回食（8、12、18時）

MCTミルク１日トータル600-700cc程度

（3時半、10、15、20、23時）

■好きな味付け

乳製品（チーズ、牛乳、クリームチーズ、ヨーグルト）、大豆製品（豆腐、納豆、きな粉）、青のり、海苔、ゴマ、トマトソース、マヨネーズ（加熱）、ホワイトソース、バター、コンソメ、ブイヨン、出汁、醤油、味噌、塩、甘辛味（醤油、僅かな砂糖）、ソース

■よく食べていた食材

鶏肉（鶏もも肉、ひき肉、レバー）、豚肉（バラ肉、ロース肉、ひき肉）、牛肉（バラ肉、サーロイン、ひき肉）、魚（鮭、赤魚、カレイ、サバ、カジキマグロ、ブリ、サンマ、いわし、アジ、金目鯛、ツナ、しらす）、卵、大豆（大豆水煮、豆腐、きな粉、納豆、高野豆腐）、乳製品（牛乳、チーズ、ヨーグルト、クリームチーズ、粉チーズ）、野菜（ブロッコリー、ほうれん草、小松菜、キャベツ、白菜、カリフラワー、トマト、アスパラ、いんげん、パプリカ、枝豆、おくら、大根、れんこん、ごぼう、ねぎ、しめじ、えのきだけ、しいたけ、じゃがいも、かぼちゃ、山芋、海藻類（わかめ、ひじき）、米、パン、スパゲティ、うどん、そうめん

この時期、食べられそうなものはとりあえず試していました。

藤谷のワンポイントアドバイス

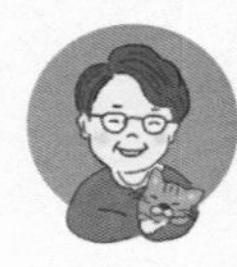

「とりあえず試す」ことはとても大切です。シトリン欠損症に限らず、このころの子どもの食事は一見気まぐれです。眠かったり、ほかのことに興味が向いて食事に集中できなかったり、おなかがあまりすいていないなど様々な理由で食べたり食べなかったりします。子供自身で食事の用意や食品の選択をできないからこそ「試してみる」こともとても大切です。そして、一度食べなかったからといってあきらめないことも…！

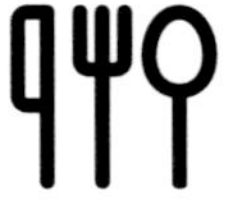

※各食事メニューの栄養量の詳細は巻末の「栄養量一覧」をご参照ください。

■メニュー例・9-11か月

■離乳食後期①

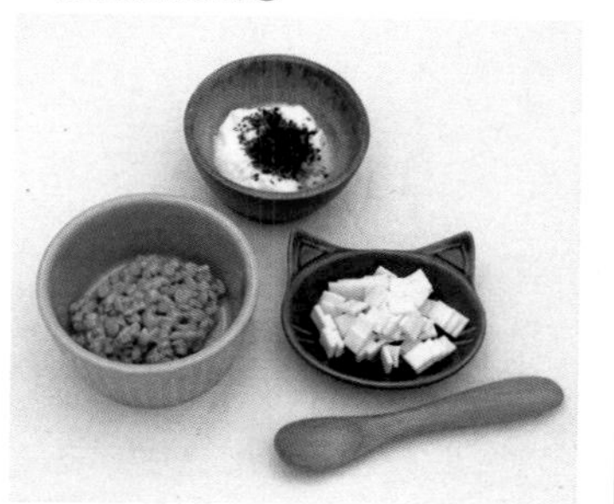

■朝食
- チーズ 18g
- 黒ゴマ&ヨーグルト 25g
- 納豆 20g

■離乳食後期②

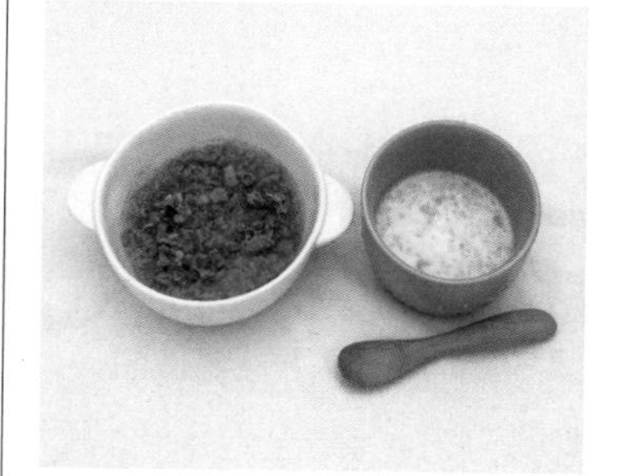

■昼食
- 牛バラ肉のトマト煮 50g
(牛バラ肉 30g、ブロッコリー 10g、トマト 20g、ブイヨン少々)
- 枝豆とチーズリゾット 45g
(五分粥 30g、枝豆 5g、チーズ 3g、牛乳 10cc)

■離乳食後期③

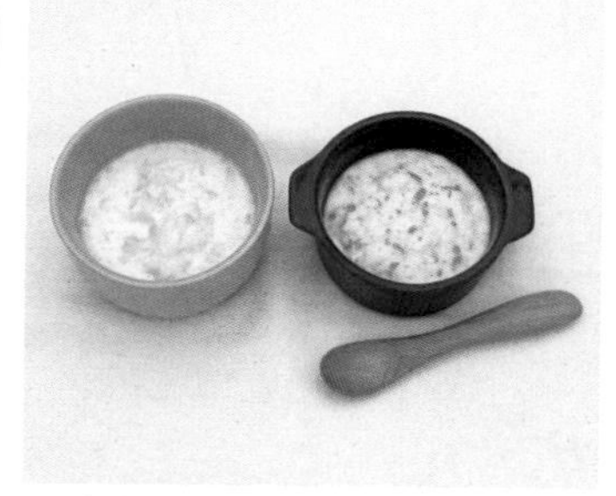

■夕食
- かれいとカリフラワーのミルクバター煮 70g
(かれい 40g、カリフラワー 20g、牛乳 30cc、バター 1g、ブイヨン少々)
- にんじん入りパン粥 40g
(食パン 10g、牛乳 40cc、バター 1g、にんじん 5g)

		朝食	昼食	夕食	食事	ミルク*	合計
栄養量	エネルギー kcal	113	142	126	381	426	807
	たんぱく質 g	8.5	6.8	11.7	27	11.1	38.1
	脂質 g	8	11.5	5.3	24.8	21	45.8
	MCT mg	377	91	300	768	17220	17988
	炭水化物 g	3.7	5.2	9.8	18.7	47.4	66.1
	PFC				27:55:18	10:45:45	18:50:32

*MCT ミルク 600㎖ / 日

■離乳食後期④

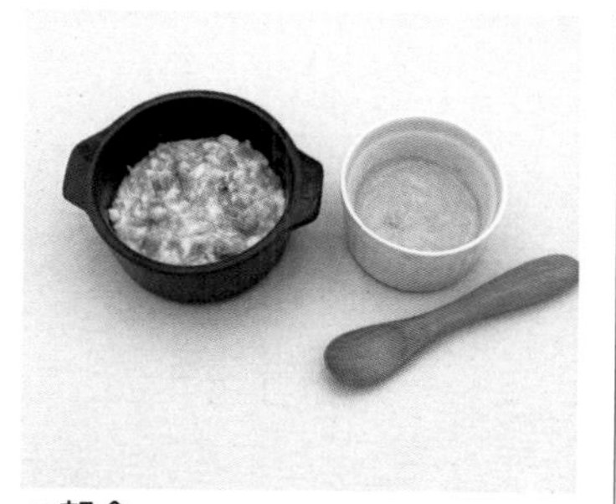

■朝食
- 鶏肉と豆腐のチーズミルク煮 40g
(鶏もも肉 30g、絹ごし豆腐 10g、チーズ 3g、牛乳 40cc)
- きな粉ヨーグルト 25g
(ヨーグルト 20g、きな粉 5g)

■離乳食後期⑤

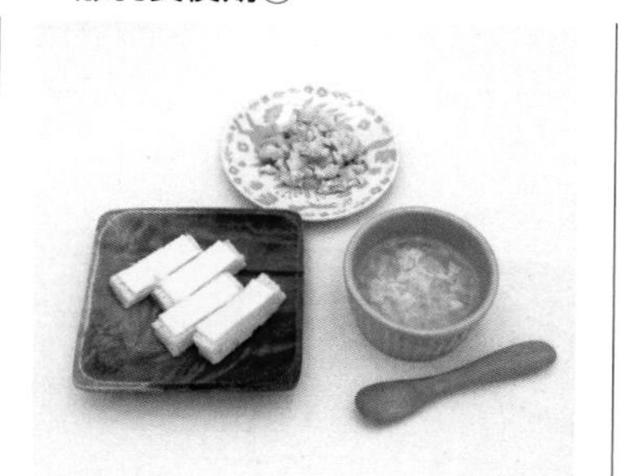

■昼食
- 赤魚のマヨネーズ焼き 40g
(アラスカめぬけ 40g、マヨネーズ 2g)
- チーズスティックパン 20g
(食パン 10g、チーズ 10g)
- 白菜とホタテのスープ 50g
(白菜 15g、ホタテ貝柱水煮 10g、チキンスープの素少々)

■離乳食後期⑥

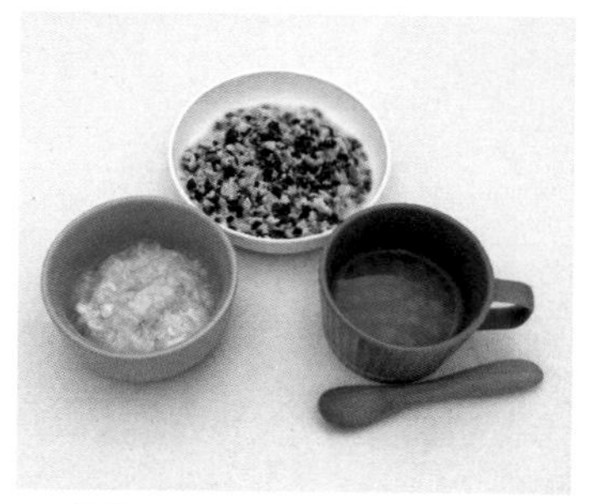

■夕食
- 豚バラと小松菜のミルク煮 60g
(豚バラ肉 30g、小松菜 15g、牛乳 20cc、コンソメ少々)
- 卵しらす粥 40g
(五分粥 30g、卵 5g、しらす 3g、出汁)
- 根菜ときのこのみそ汁 50g
(大根 10g、ごぼう 5g、えのきだけ 8g、みそ 1g、出汁)

		朝食	昼食	夕食	食事	ミルク**	合計
栄養量	エネルギー kcal	130	113	164	407	305	712
	たんぱく質 g	10.1	11.7	7.4	29.2	16.5	45.7
	脂質 g	8.8	5.4	12.1	26.3	19	45.3
	MCT mg	196	154	105	455	1275	1730
	炭水化物 g	4.6	5.5	8.3	18.4	24.0	42.4
	PFC				27:55:17	20:51:29	24:54:22

** 牛乳 500㎖ / 日

離乳食完了期（12～18か月）

■概要

1歳の頃、MCTミルクから牛乳に移行。エネルギーは食事からほぼ摂取でき、食事プラス補食で栄養不足にならないように過ごしました。カミカミが上手になり、歯ごたえのあるものと滑らかなものを織り交ぜたメニューを食べられるようになり、だんだん大人のメニューに近づいてきたころです。

■記録

身体は丈夫な方ではなく、胃腸炎や感染症によくかかり、食事を摂れず低血糖になり、数日間入院することがありました。食べ方、睡眠、本人の様子をよく見ていると、体調不良の前は必ず何かのサインがあるので、普段からとてもよく観察していました。少しでも体調がおかしい時は、自宅でゆっくりさせ、それ以外の時はお友達と積極的に遊ばせていました。

離乳食後期に続き食べムラがあり、同じメニューでないと食べられないことも多く、白飯は食べたり食べなかったりしました。

藤谷のワンポイントアドバイス

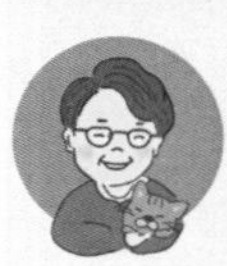

シトリン欠損症の方は、この「同じもの」を食べ続けるということが多いのも一つの特徴かもしれません。私たちもごはんやパンなど同じものを続けて食べても飽きることはあまりないのと同じように、ごはんやパンの代わりに鶏肉の塩コショウ焼きや唐揚げなら毎食でも大丈夫といったことや、アイスであれば「パルム」でなくてはだめ、といったこだわりに近い食の好みがよく見られます。

栄養指導では、朝食に糖質をプラスして、P：F：Cバランスを変化させる（F：脂肪の比率を下げる）アドバイスをいただきました。

藤谷のワンポイントアドバイス

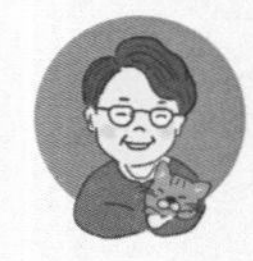

この時のS君の体重はグングン上昇。肥満領域に入りそうな勢いがありました。入院があったり、食べられないことがあったりすると、「食べてくれる」ことが大切となり、バランスをとるようにアドバイスしました。

食事の食べムラが比較的落ち着いた頃、様々な食材を試しました。たんぱく質源になるものは、種類が偏らないように、肉、魚、卵、大豆製品など、1日の中でローテーションを組んで提供しました。素材別には肉で、鶏→豚肉→牛肉という風にローテーションしました。

食事を食べる順番について、お腹が空いている際は、つい炭水化物から食べよう（食べさせよう）としてしまい、その結果血糖値が急に上がり「直ぐお腹いっぱいな気分」になってしまいがちです。エネルギー不足にならないために、『汁物や野菜→おかず→ご飯の順番』で食べさせることを心掛けました。

1歳2か月頃夜泣きがあり、体調は良さそうでしたが、念のため低血糖によるものかどうか血糖測定して調べたところ、低血糖はなくただの夜泣きのようでした（1週間程度）。

■食事内容

3回食（7時半、12、18時）＋おやつ（15時）
MCTミルク1日トータル600cc程度、4～5回(4時半、10、15、22時）から、徐々に牛乳1日トータル400-500ccへ（10、15、23時と3回の食事のタイミングで）

■大好きだった料理

卵焼き、スクランブルエッグ、野菜入り肉団子（鶏肉、豚肉)、野菜入りハンバーグ（牛肉、豚肉)、魚や肉のマヨネーズソテー、バターソテー、照り焼き（醤油、砂糖少々)、磯辺焼き、ゴマ焼き、カルボナーラ味、魚ソテー＆野菜のクリームソースかけ、魚や肉の竜田揚げ、豚肉とたっぷり野菜の煮込みうどんまたはにゅうめん（味噌味または塩味＋ゴマ油)、ポテトフライ、さつまいもフライ、かぼちゃ素揚げ

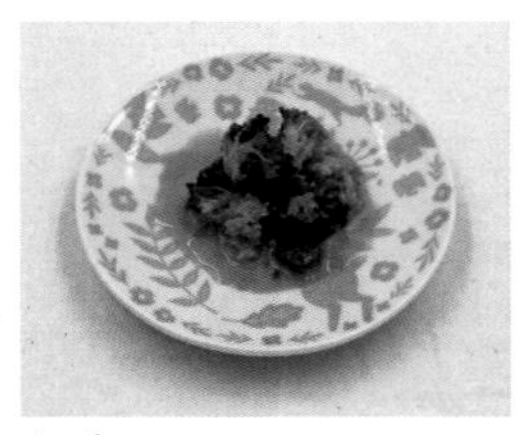

⬆ブロッコリーの
カルボナーラ味

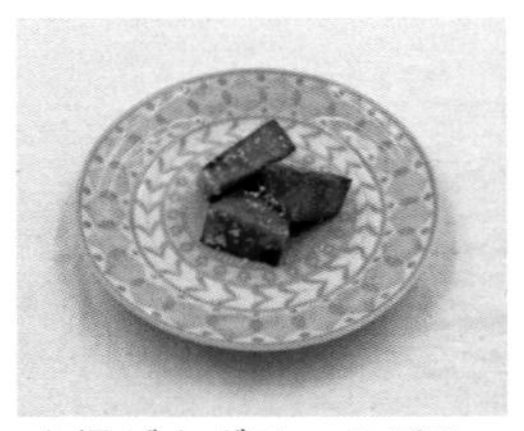

⬆揚げカボチャのパル
メザンチーズかけ

※栄養量の詳細は巻末の「栄養量一覧」をご参照ください。

※各食事メニューの栄養量の詳細は巻末の「栄養量一覧」をご参照ください。

■メニュー例・12-18か月

■離乳食完了期①

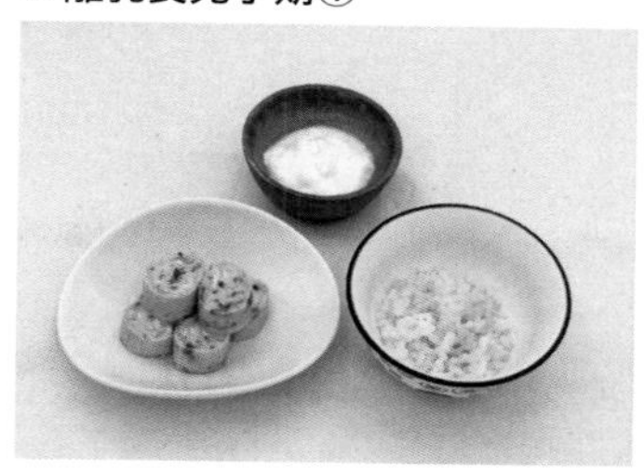

■朝食
- ニラ入チーズの卵焼き 60g
（卵 50g、ニラ5g、チーズ3g、牛乳 10cc、オリーブ油1g）
- バターご飯 30g
（軟飯 30g、バター1g、醤油少々）
- ヨーグルト 25g

■離乳食完了期②

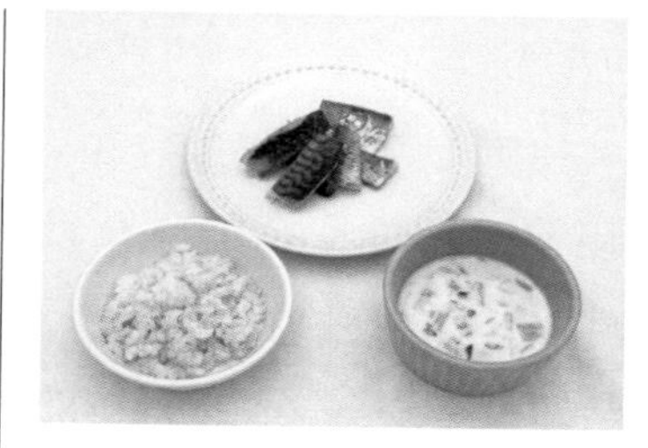

■昼食
- 塩鯖のカレーソテー 60g
（塩鯖 60g、バター1g、カレー粉少々）
- 白菜ときのこのミルク煮 40g
（白菜 10g、しめじ5g、牛乳 20cc、コンソメ少々）
- たらこご飯 45g
（軟飯 40g、たらこ5g）

■離乳食完了期③

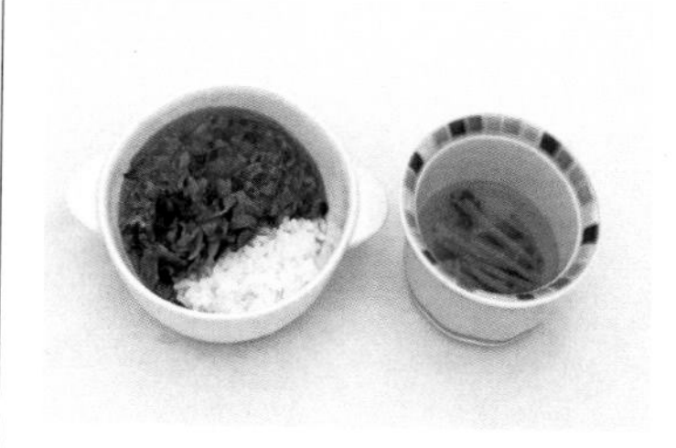

■夕食
- 牛肉と野菜のハッシュドビーフ風 100g
（牛肩ロース 50g、玉ねぎ3g、ほうれん草5g、舞茸5g、ルー5g）
- 白飯 30g（軟飯）
- もやしとわかめのスープ 50g
（もやし 10g、わかめ2g、コンソメ少々）

栄養量		朝食	昼食	夕食	食事	ミルク*	合計
エネルギー	kcal	152	235	176	563	426	989
たんぱく質	g	8.7	18.7	10.3	37.7	11.1	48.8
脂質	g	8.9	13.6	10.5	33	21	54
MCT	mg	185	112	13	310	17220	17530
炭水化物	g	10.1	12.9	11.7	34.7	47.4	82.1
PFC					26:51:23	10:45:45	19:48:33

*MCT ミルク 600㎖ / 日

■おやつ ●牛乳 100cc ●スライスチーズ1枚（18g）

■離乳食完了期④

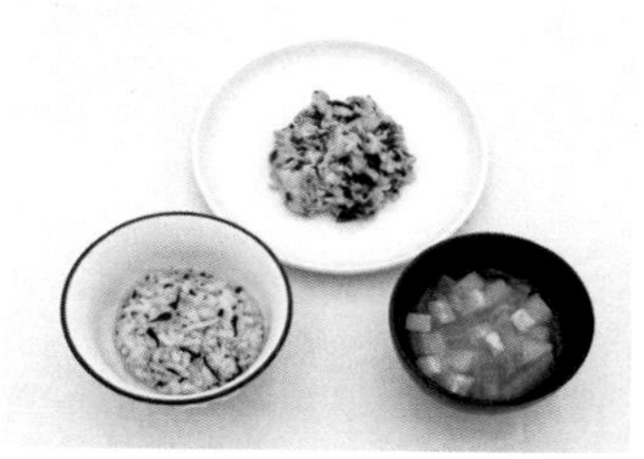

■朝食
- ポパイエッグ 60g
（卵 50g、ほうれん草 10g、オリーブ油1g）
- しらすひじきご飯 45g
（軟飯 45g、しらす5g、ひじき1g、醤油少々）
- 大根と油揚げの味噌汁 50g
（大根 10g、油揚げ3g、味噌 0.8g、出汁）

■離乳食完了期⑤

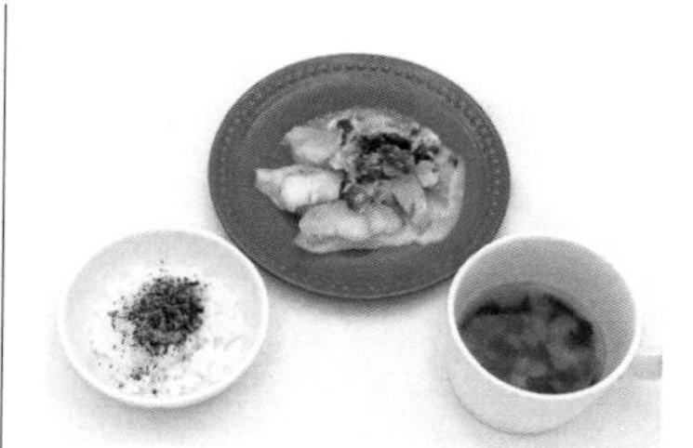

■昼食
- タラのガーリックソテー&ブロッコリーミルクソース 90g
（たら 60g、にんにく 0.5g、バター2g、ブロッコリー 15g、牛乳 20cc）
- 黒ごまご飯 30g
（軟飯 30g、すりごま 0.5g）
- 玉ねぎとわかめのスープ 50g
（玉ねぎ 10g、わかめ2g、ブイヨン）

■離乳食完了期⑥

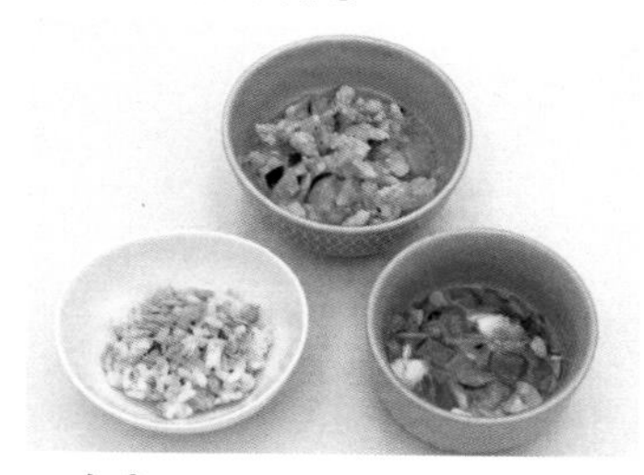

■夕食
- 鶏肉のおろし煮 120g
（鶏もも肉 60g、大根 50g、きのこ 15g、醤油、砂糖、出汁）
- ツナご飯 40g
（軟飯 25g、ツナ 15g）
- けんちん汁 50g
（ごぼう5g、にんじん3g、きのこ3g、ねぎ3g、豆腐5g、ゴマ油 9.5g、塩、出汁）

栄養量		朝食	昼食	夕食	食事	ミルク**	合計
エネルギー	kcal	156	121	186	463	305	768
たんぱく質	g	9.5	13.2	14.5	37.2	16.5	53.7
脂質	g	7.5	3.1	9.6	20.2	19	39.2
MCT	mg	1	162	1	164	1275	1439
炭水化物	g	13.8	12.1	12.5	38.4	24.0	62.4
PFC					31:38:31	20:51:29	26:43:31

** 牛乳 500㎖ / 日

■おやつ ●牛乳 100cc ●ポテトフライ 30g（じゃがいも 30g、揚げ油、青のり、塩）

幼児食前期（1 歳半～2 歳）

■概要

奥歯が生え始め、食べられるものが増えてくる頃。スプーン、フォークの練習を始めました。

■記録

様々な料理、味付けにも少しずつ慣れてきましたが、まだ少し薄めの味付けを心がけていました。

野菜嫌いがはっきりしてきた頃ですが、幼稚園入園を意識して、食べなさそうな野菜でもとりあえずひとかじりさせていました。

藤谷のワンポイントアドバイス

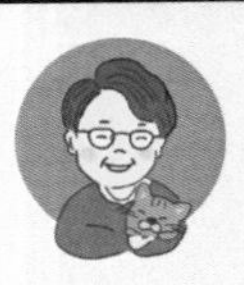

野菜嫌いは幼児ではよく見られる問題で、シトリン欠損症に限らずお母さんの悩みの種です。この「ひとかじり」にはいろいろな意味がありますが、まずは野菜の味に慣れることにつながります。そして最も大切な「食育」でもあります。いつもご飯を食べさせてくれるお母さんが「食べてほしい食品」「元気に大きくなるために必要な食品」ということをこの「ひとかじり」を通して伝えています。

生活面で特に気を付けていたのは、ごはんの時間を守り、睡眠時間も十分に取らせる事。しっかり睡眠を取ることで疲れの回復をすすめて、感染症からの予防にも役立ったように思います。

効率よくお腹を空かせるために、外遊びをたくさんしました。2 月など感染症が流行る時期は、感染対策も兼ねて、多少寒くてもなるべく外遊びして過ごしました。でもそんな思いとは裏腹に、この時期も感染症にかかり、食事を食べられず数日間入院することもありました。

■食事内容

3 回食（7 時半、12、18 時）＋おやつ（15 時）
牛乳 1 日トータル約 400cc（毎食、10、15、20 時）
日中食事がしっかり摂れているので、夜間（23 時）の牛乳を辞め、起きてすぐ（7 時）牛乳を摂らせて暫く様子を見て、大丈夫そうだったので上記のタイミングに移行しました。

ワクチン

入院は、本人をはじめ家族の負担も多く大変でした。感染症による低血糖からの入院をできる限り避けようと思い、受けられるワクチンは、できる限り受けました。

■食事記録 1 歳 6 か月

		例 1	例 2
7 時		牛乳 100㎖	牛乳 50㎖
朝食		マヨネーズ入りスクランブルエッグ 60 g ほうれん草ソテー 20 g、しらすご飯 40 g トウモロコシ 1/5 本 玉ねぎとわかめの味噌汁 40 g	目玉焼き 50 g ブロッコリーソテー 40 g しらすご飯 50 g 玉ねぎにんじんスープ 30 g
10 時		牛乳 50㎖	牛乳 100㎖
昼食		豚肉と小松菜のガーリックオイルパスタ 120 g（豚肉 50 g）、ヨーグルト（無糖）45 g コーンポタージュ 20 g、牛乳 100㎖	ヒレカツ丼 90 g（ごはん 20 g） 玉ねぎ人参スープ 60 g、牛乳 200㎖
15 時		牛乳 150㎖　小魚チップス少々	牛乳 100㎖
夕食		サーモンガーリック照り焼き（砂糖ほんの僅か）50 g、ブロッコリーソテー 40 g アスパラソテー残す。小魚ふりかけごはん 40 g 玉ねぎとわかめスープ 60 g	カジキマグロのレモンバターソテー 50 g、ズッキーニときのこのソテー残す、ほうれん草の胡麻和え 25 g、もやしとわかめの味噌汁 70 g、胡麻ごはん 40 g
20 時		牛乳 100㎖	牛乳 100㎖
牛乳摂取量 / 日		500㎖	550㎖
栄養量	エネルギー　kcal	1039	1048
	たんぱく質　g	58.7	63.4
	脂質　g	62.1	57.6
	うち MCT　mg	1384	1544
	炭水化物　g	77.5	85.2
	P : F : C	21:51:28	23:47:30

幼児食後期（3歳～5歳）

■概要

乳歯が生えそろってくる頃で、歯ごたえあるメニューが中心となり、はしの練習も始まりました。

■記録

息子の歯の成長が早かったため、大人と同じような料理が多くなりました。

幼稚園では日中の活動量が多くなるため、意識的に朝食の量を増やしましたが、定期検査の栄養指導では食事中の油が多いとのアドバイスを受けました。「ヘルシー系の料理は体に良いからね！」と言い聞かせながら、少し油量を控えた食事にしました。そのかいあってか、5歳以降の定期検査では、血液、エコー検査結果が安定しているので、年1回の定期診察となりました。

幼稚園に入り感染症にかかることが多くなり、食事を食べられず数日間入院することもありました。でも、病気等がなければとても活発でしたので、血糖値が下がり過ぎていないかが心配で、帰宅後定期的に血糖を測定しました。もし、低いことが多かったら、昼ご飯以外での補食持参を考えなければと思っていました。

■食事内容

3回食（7時半、12時、17時半）＋おやつ（15時半）

牛乳1日トータル500ccくらい（朝食、おやつ、夕食）

■食事記録3歳7か月

		例1	例2
朝食		アジフライ30g、しこいわし唐揚げ10g、ふりかけご飯45g、大根と厚揚げのお味噌汁残す、牛乳50cmℓ	ベーコンエッグ50g、エビフライ10g、ポテトフライ15g、ふりかけご飯25g、根菜汁少々、牛乳50mℓ
昼食		（弁当）豚肉のガーリックマヨソテー40g、ウインナー10g、うずら卵5g、チキンナゲット15g、ブロッコリー5g、ふりかけご飯45g	（弁当）牛肉の唐揚げ40g、ウインナー20g、ベビーホタテとブロッコリー炒め15g、うずら卵1個10g、鮭ご飯45g
おやつ		牛乳100mℓ、スナック菓子少々	牛乳200mℓ、スナック菓子（キャベツ太郎1袋弱、ばかうけ1/2枚）
夕食		にしん塩焼き25g、鳥皮焼き鳥（タレ）25g、びんちょう鮪刺身50g、ブロッコリーと新たまねぎのしらすソテー50g、青のりご飯50g、牛乳100mℓ	豚ロース肉のチーズ焼き30g、ほうれん草ベーコンしらすソテー少々、いかそうめん20g、わかめ味噌汁少々、パルメザンチーズかけ豆ご飯20g、牛乳100mℓ
就寝前		チーズ30g、牛乳200mℓ、揚げせんべい小1枚、しらす少々	なし
牛乳摂取量/日		450mℓ	350mℓ
栄養量	エネルギー　kcal	1335	1004
	たんぱく質　g	71.5	55.2
	脂質　g	79.2	61.5
	うちMCT　mg	1721	1151
	炭水化物　g	100.6	69.8
	P：F：C	20：51：29	21：53：26

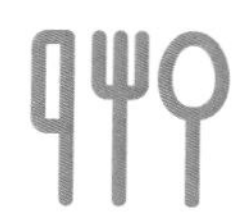

■おやつ例

チーズ、ポテトチップ、スルメイカ、ちくわ、チョコ、牛乳等

■おにぎり弁当例

週１回のおにぎり弁当の日は、唐揚げおにぎり２個、ウインナーおにぎり１個、エビフライおにぎりやたらこおにぎり１個（ご飯は全部で60ｇ、肉類60ｇ）

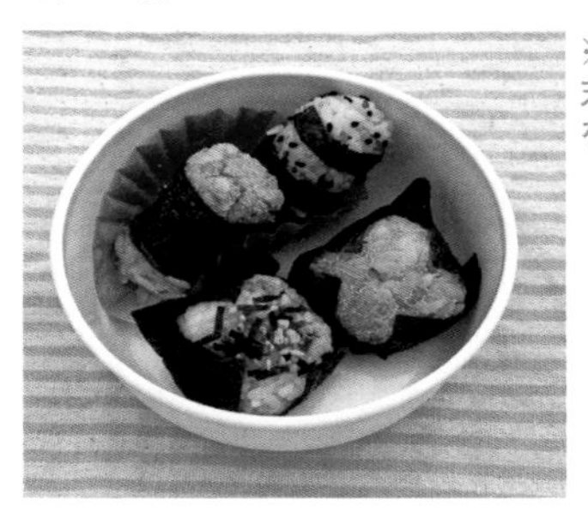

※栄養量の詳細は巻末の「栄養量一覧」をご参照ください。

■給食と補食例

給食：エビフライ、切こぶ煮、さつま揚げ煮、白飯60ｇ、パイナップル、スパゲッティーソテー（残す）
補食：唐揚げ、チーズ

給食	摂取量
ごはん	60ｇ
エビフライ	○
刻み昆布煮	ひとくち
さつま揚げ煮	半分
パイナップル	×
スパゲッティ	×

補食
唐揚げ
チーズ

■野菜を食べるための工夫

離乳食の頃と比べ、更に野菜を食べなくなり困りました。切り方や調理法や味付け等、様々な工夫をし少しずつでも食べさせるようにしました。

切り方

みじん切り：ハンバーグやつみれ、ひき肉を使った料理の中に、きのこ・ブロッコリー、ピーマン、筍、ねぎ等を密かに入れる！
千切り：山芋は、おろすと食べられないが千切りでは食べる。にんじんは、大き目だと食べないが千切りでは少し食べる。
細切り：白菜、ねぎは細切りにしてからよく煮ると食べる。繊維を断ち切って縦切りにすると更にくたくたになりやすい。
すりおろす：大根、ごぼう等、おろして煮るとこくのある美味しさに変身。ソースや汁物にも。

調理法

下茹でする：大根は下茹ですることでえぐみが取れ、中まで味がしみ込みやすくなる。キャベツや白菜は下茹でする際塩を入れると味馴染みしやすくなる。ほうれん草などのアクが強い野菜は、下茹でした後水に漬けてアクを抜いてから調理する。
青臭さがなくなるまでよく加熱：ほうれん草やブロッコリーのソテーはしっかり炒める。キャベツや葉ものはくたくたになるまでしっかり煮込む。
油と共に調理：揚げる、炒めて最後にバターで風味をUPさせる。

column ❺ 幼稚園選び・お願い・工夫

■幼稚園選び

幼稚園に出向き、息子の体質や食事について相談させていただきました。しっかりと話を聞いて対応してくれそうな、保護者と幼稚園の距離が近い幼稚園を探しました。

みんなと一緒に食べる給食が心配だったので、弁当の日が多いことも幼稚園選びの大きなポイントでした。

園児数の割に園庭が広く、外遊びがたくさん、イベント時は親参加が多い幼稚園を選ぶことができました。入園時の保護者懇談会では、息子の体質について再度説明しました。

■幼稚園にお願いしたこと

⑴体調の変化がある際の保護者へ連絡
⑵主治医の連絡先と緊急時の禁止事項（グリセロール、高カロリー輸液投与厳禁）
⑶甘いおやつの時は、食べ過ぎたり気分が悪くなったりしていないか、先生に観察をお願いする
⑷担任とは定期的に普段の様子を伺う機会を設けていただきたい

■幼稚園の対応や弁当の工夫

給食（週１）は、献立により補食の持参の許可を得る
⑴給食は一口だけ食べてみて、食べられないときは残させる
⑵糖質が多い食品（例:スパゲティー、白飯）は、食べる前に先生が半分にする
⑶おにぎり弁当の日（週１）は、大きな唐揚げをおにぎりの中に仕込ませて、他の子の同じ雰囲気で食べられるような工夫

味付けと工夫

・塩、マヨネーズ、クリーム、チーズなど大好きな味付けにする。
・出汁の濃度を濃いめにする。

藤谷のワンポイントアドバイス

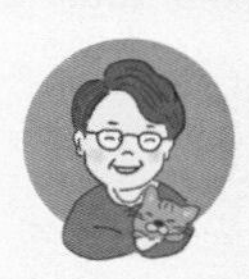

濃いだし汁は、うまみ成分のアミノ酸の他に鰹節や昆布に自然に含まれている塩分が抽出されて塩分も高くなります。アミノ酸と塩味の相乗効果で摂取量アップが期待できます！

・調味料の入った出汁でしっかり煮て、一旦冷まして味を染み込ませる。
・和え物の野菜は、醤油洗いをして味馴染みさせる（茹で野菜に少量の醤油をかけて絞り、野菜から水分を抜くと、においが取れたり、下味が薄くついて食べやすくなる。例：お浸し、ナムル、胡麻和え）。

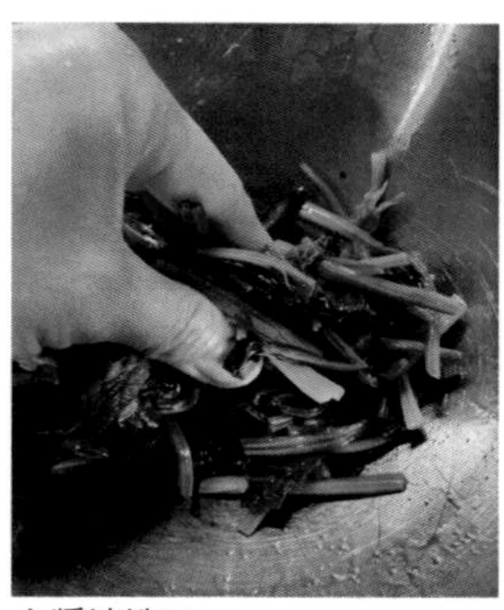

⬆醤油洗い

好きな食材と一緒に調理

ベーコン、たらこ、チーズ、魚介類、ハム、海苔、しらす、ツナ、かにかま、油揚げ、きなこ、桜エビ、ナッツ、納豆、卵、肉類、青のり、粉チーズ、貝柱缶、あさり缶

盛り付け

見た目も大切です。楽しいは美味しいにつながります。（ピックを使う、型抜きする、面白い形に切る）

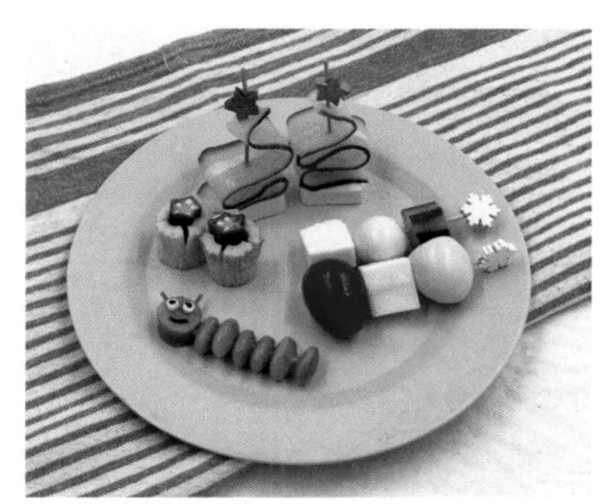

⬆楽しく美味しく!!

〈野菜を使ったメニュー〉

スープ

～切り方、味付けでひと工夫！～
- 野菜たっぷりチーズクラムチャウダー（レシピ集・44P）
- トマトで作るミネストローネ（レシピ集・44P）
- ごぼうのポタージュ（レシピ集・45P）
- 細切り野菜のわかめスープ

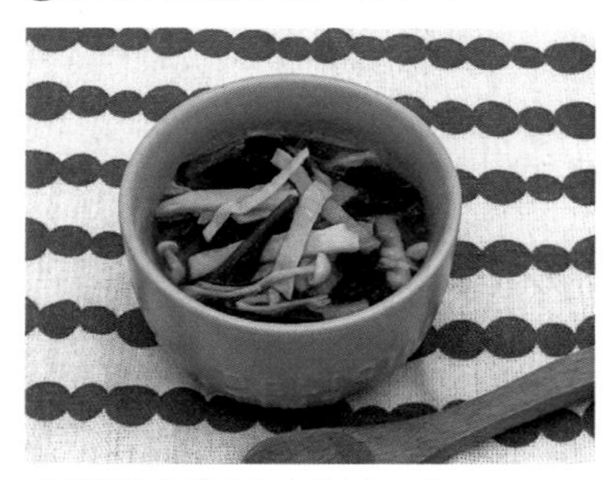

⬆細切り野菜のわかめスープ

和え物

～好きな食材と和える～
- モロヘイヤ納豆
- ニラのユッケ風
- 千切り山芋納豆
- ほうれん草、アボカド、ささみのナムル
- ブロッコリーのたらこマヨ和え

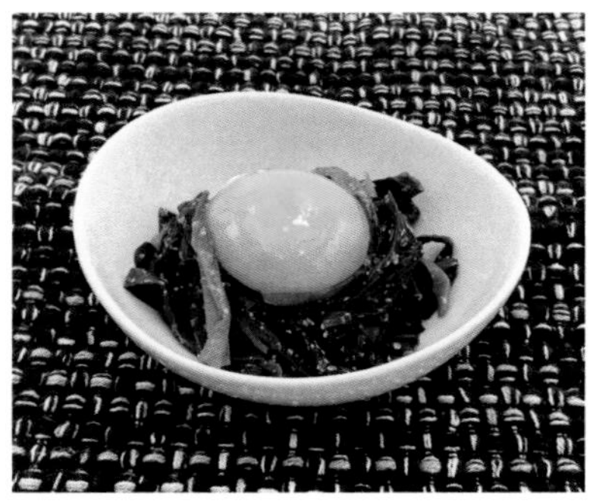

⬆ニラのユッケ風

サラダ

- ボイルキャベツとホタテの和えサラダ（レシピ集・45P）
- グリーンピースとベーコンのホットサラダ
- 生野菜サラダ（トッピングはナッツや鶏肉。マヨネーズ、塩＆ゴマ油、スパイスソルト＆オリーブ油、ドレッシング等と和える）

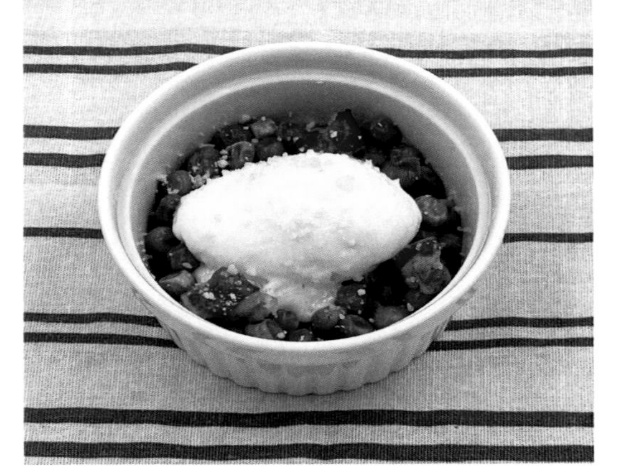

⬆グリーンピースとベーコンのホットサラダ

揚げ物

- モロヘイヤのパリパリ揚げ（レシピ集・45P）
- ブロッコリーの唐揚げ（レシピ集・46P）

その他

- 超定番！ブロッコリーとしらすのソテー
- 定番！ほうれん草とベーコンのバターソテー
- 砂肝と野菜のアヒージョ（お好みの野菜と共に）
- ほうれん草のカルボナーラ風（レシピ集・46P）
- ポテトとシーフードミックスの塩バターソテー（レシピ集・46P）
- ナスのミートグラタン（レシピ集・47P）
- たっぷり野菜のドライカレー（レシピ集・47P）
- おかわり！大根菜としらすのふりかけ（レシピ集・48P）

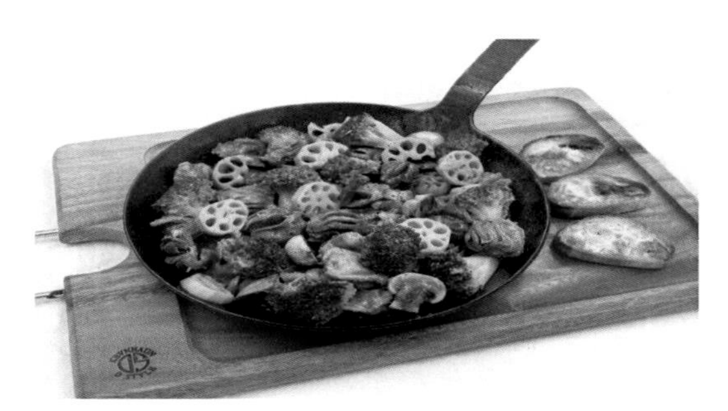

⬆砂肝とブロッコリーのアヒージョ

■それでも野菜を食べられない時は

「少な目に盛り付ける」
「一口でも食べられたら褒める！」
何度かトライしてもダメなときは、ひと休みし、無理強いせずに似たような他の食べ物を食べさせる。そして時々は、どうして食べられないか、本人の意見を聞いてみました。

藤谷のワンポイントアドバイス

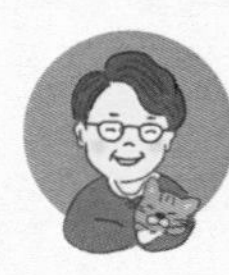

「どうして食べられないか」聞いてみる。これはＳ君とＳ君ママの関係性を物語っているように思います。のちにＳ君は自分の食事に大変興味を持つようになります。自分の身体と食事の関係について自ら興味を持つということは、食育の目的でもありまたとてもこの子の将来に向けて大切なことだと思います。

ややもすると「どうしてたべないの？」は「食べなさい！」と子供には食べることを強要させているように聞こえるかもしれません。Ｓ君ママはきっと強要することなくママの気持ちを伝え、またＳ君も自分で自分に対して「なぜ食べたくないんだろう」という考えることで、のちの自分の食事について自分で管理するという行為につながっていったように思います。

今ではたくさんの種類の野菜を食べてくれますが、実はこの野菜では苦い経験をしています。それは、息子の嫌いな生野菜（トマト、キュウリ）に対しては途中すすめるのを諦めてしまった食材です。結局今も食べることができません。この失敗を踏んで、いつの日か食べられるように、現在、手を変え、品を変え再トライ中です。でもなかなか食べられるようになりません（苦笑！）

■栄養量一覧

※各食事メニューの栄養量の詳細は巻末の「栄養量一覧」をご参照ください。

	細切り野菜のわかめスープ	ニラのユッケ風	グリーンピースとベーコンのホットサラダ	砂肝とブロッコリーのアヒージョ
エネルギー	55 kcal	78 kcal	173 kcal	127kcal
たんぱく質	3.7 g	3.7 g	11.0 g	12.7 g
脂質	3.3 g	6.8 g	11.5 g	8.3 g
炭水化物	3.9 g	2.9 g	8.9 g	2.3 g
PCF 比	24：50：26	17：70：13	24：57：19	38：55：7

学童期前期（7歳〜9歳）

■概要（小学校入学に向けた準備）

〈給食と補食について〉

入学前の面談では、保健師、教頭先生に息子の体質について説明し、補食持参の理由やその必要性について説明しました。

給食は、一般的な栄養バランスで提供されるので、おかずが少なく、エネルギーが不足してしまう可能性があります。またほかの子どもには必要な糖質もうちの子には多過ぎて体調不良の原因にもなる事も心配でした。このため、ご飯の量を減らし、おかずはお代わりするか補食を持参することが必要だと考えました。また、１回に摂れる糖質量が少ないので、頻回で摂ること、つまりは給食以外での補食を持参することも必要と考えていました。

入学前の春休みに朝食前と夕食前の血糖値を測定し、補食持参が必要かどうかを考えました。普段の生活の中ではそれほど血糖値が低くならないということが確認できました。毎日の給食献立を見ながら、状況に応じて補食を持参するようにしました。

給食以外では、休み時間（中休み、昼休み）、放課後のお腹がすいた時と訴えた際には、補食を摂らせてもらえるようにお願いをしました。

■記録

一年生でロタウイルスにより一週間以上入院しましたが、その後は一度も入院せずに小学校の卒業を迎えました。

歳を重ねるごとに丈夫になり感染症にかかりづらくなりました。また、感染症などにかかっても、本人が身体の状態や食べたいものを言えるようになり、病中の食事の準備はかなり楽になりました。

活動量が増えるとともに食欲が増し、特に運動後はエネルギー必要量が高まるため、運動前後の補食も様子を見ながら摂らせるようにしています。

■給食について

〈給食のすすめかた〉

補食は献立を見ながら必要に応じて補食持参しましたが、給食は基本的に本人の意思で食べてもらうことにしました。

給食を数年経験すると全く食べることができない料理や食品が分かるので、その時に給食の完全置き換え品持参をお願いしようと考えていました。

みんなと食事をする楽しさを知り、給食を食べることに慣れることもとても大切と考えていましたので、徐々に本人の気持ちで補食や摂り方を調整していきました。

息子にはこのような進め方が合っていたようで、みんなと同じものを選びながら食べるだけでなく、様々な料理に対する知識も広がりました。どれを食べたら（お残しも含め）自分のお腹が満たせるか、どうやったら好きなものをたくさんおかわりできるか…！（笑）

たまに給食で糖質を摂り過ぎてしまうことがあり、その際は夜ご飯やおやつで糖質量を調整していました。自分で摂りすぎたと経験することも大切な経験だったと思っています。

小学校の栄養士、保健師、担任とは新年度の度に補食内容や摂取のタイミングを相談しました。担任とは学期毎に面談をお願いし、学校での様子や行事における補食持参、周りの子どもたちへの配慮（周知）について相談するようにしました。学校と十分な連携をとることで本人も家族も安心して学校生活をおくることができたと感じています。

〈給食時のエピソード〉

１年生

給食の糖質の多いメニュー（ビビンバ、かた焼きそば、カレーライス、あんかけうどん）のときは補食を持参。休み時間に食べる補食は毎日持参。

２年生

補食の肉ばっかり食べてずるい!! とのお友達の指摘があり…息子が周りの目を気にしていたので、野菜をプラスした補食を持参。

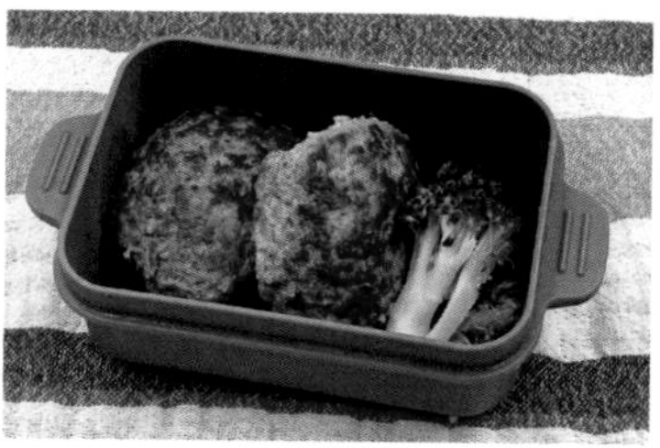

⬅ハンバーグ＆ブロッコリーの補食

２〜４年生

クラスメイトになかなか理解してもらえないことが多かったので、簡単な資料を持参して、保護者に対して体質説明を行いました。クラスメイトに対しては先生からもしっかり説明してもらいましたが、説明を理解できないお友達もいました。

本人も周りの反応を気にする年頃となり、補食を食べないこともありましたが、栄養相談などの際に補食の必要性を管理栄養士の先生から説明されることで、少しずつ乗り越える力が養われていったように思います。

3年生

給食メニューについて、食べられないものをはっきり言ってくれるようになりました。給食時に補食を摂り、おかわりもたくさんするという状態が続き、エネルギー過剰の状態となっていたようでした。

3年生の1月、定期検査でやや脂肪肝と診断され、食べ過ぎに注意しながら運動量を増やし、4年生の11月には脂肪肝も改善し肝機能も正常に戻りました。これを以てまた年一回の定期検査に戻りました。

《補食例》

給食時持参した補食：

(息子が大好きで、簡単に作れるもの)

唐揚げ、ウインナー、卵焼き、ハンバーグ、ナゲット、プロセスチーズ、鶏・豚・牛肉のソテー（塩こしょう)、魚のソテー、焼き塩鮭、メンチカツ、ちくわチーズ焼き、主食が食べられなさそうな時はポテトフライ、コロッケ、ハッシュドポテト。給食でジュースや発酵乳の時は常温保存可能牛乳を持参。

休み時間に摂る補食：

チータラ、カルパス、常温保存可能牛乳、低糖質チョコレート、MCT ゼリードリンク

※ナッツはアレルギーの子がクラスにいたので持参 NG でした。

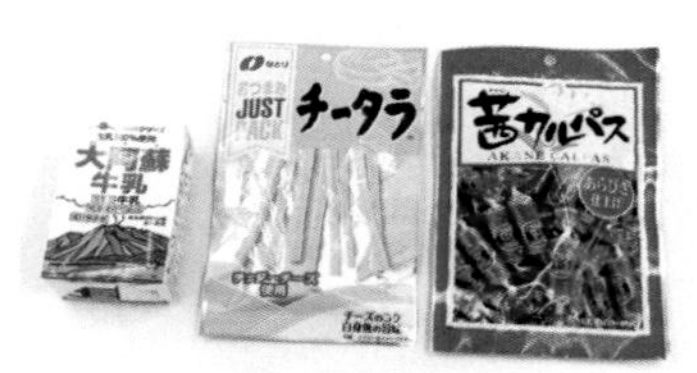

⬆休み時間に摂る補食（チータラ、カルパス、常温保存可能牛乳）

■食事記録 7歳3か月（小学1年）

		例1	例2
朝食		ウインナー 60g ブロッコリーしらすソテー 75g 石焼芋 40g＋バター 10g 牛乳 100ml	生卵2個 ひきわり納豆 25g 卵焼き 25g ブロッコリーしらすソテー 50g ご飯 50g わかめえのきスープ1口
昼食		(給食) パン 35g リンゴジュース残す ミートローフ 70g コーンソテー 5g 野菜スープ 50cc	(マクドナルド) チキンナゲット9個 ポテトフライ 50g 牛乳 400ml
おやつ		チータラ 30g チキンスペアリブの唐揚げ（きな粉&小麦粉衣）6本 牛乳 200ml アイスクリーム1個	なし
夕食		サバ塩焼き 90g あさりわかめとしめじのガーリックオイル蒸し（たくさん） ほうれん草ソテー 50g 牛乳 100ml	カジキマグロのレモンバターソテー 50g イナダ刺身 300g 蒸し牡蠣6個 クラムチャウダー 150g ブロッコリーしらすソテー 50g ひじきご飯 50g 牛乳 150ml
牛乳摂取量 / 日		400ml	550ml
栄養量	エネルギー kcal	1876	2124
	たんぱく質 g	101.7	160.6
	脂質 g	132.1	123.1
	うち MCT mg	2724	1833
	炭水化物 g	101.5	129.1
	P：F：C	20：60：20	28：49：23

column ❻ 小学校での工夫とお願い

■小学校入学時の工夫

入学後直ぐ行われるアレルギー面談にて、保健師、栄養士、担任、教頭先生に再度体質について説明し、補食などについても具体的に相談した。

ランドセルには必ずヘルプカード（体質についての禁止事項、緊急連絡先、主治医連絡先を記載）を入れ登下校時に事故等に巻き込まれた際、知らない人にも体質が伝わる工夫をした。

■小学校にお願いしたこと

⑴体調の変化がある際の保護者へ連絡
⑵緊急時の対応（シトリン欠損症であるという伝達）と禁止事項（グリセロール、高カロリー輸液投与厳禁）
⑶児童・先生へ補食が必要であることの周知

■食の好みについて

〈好きな味付け〉

塩味：シトリンっ子の大好き塩味!! いつも食べないメニューも塩ベースの味にすると食べられることも！

〈定番塩味メニュー〉

鶏もも肉塩こしょうソテー(シトリンっ子大好きメニュー！一緒に野菜もソテーすると、鶏肉の脂で野菜がとても美味しくなりおススメです)、塩唐揚げ、肉野菜塩炒め、澄まし汁、けんちん汁、関西風のうどん、塩味の炊き込みご飯、甘味が少ない白だしを使った料理

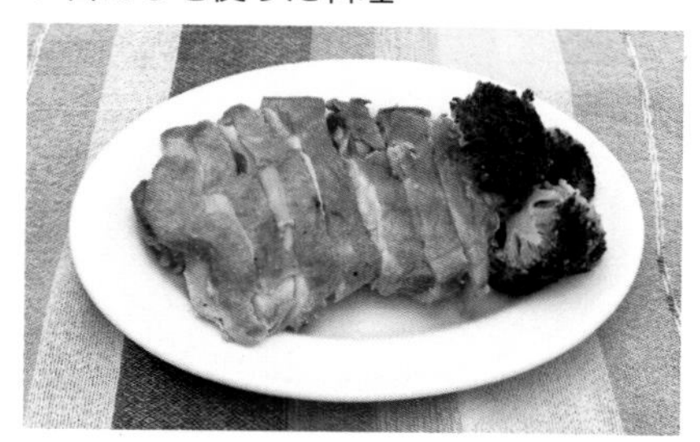

⬆鶏もも肉塩こしょうソテー

〈アレンジ塩味メニュー〉

- 魚の塩煮（マース煮風）（レシピ集・48P）
- 甘さ控えめチンジャオロース（レシピ集・48P）
- 塩おでん（レシピ集・49P）
- 塩ぶり大根

〈その他の味〉

醤油、チーズ、クリーム、チーズクリーム、たらこ、マヨネーズ、塩オイル、ガーリックオイル、塩バター、バター醤油、ゴマ、塩ゴマ油、アンチョビ、鶏ガラ出汁、昆布かつお出汁、コンソメ、ブイヨン、貝出汁、味噌マヨネーズ、ミートソース（ケチャップ無し）、トマトクリーム、トマトチーズ、バジル、ハーブソルト、スパイスソルト、デミグラスソース（甘さ控えめのもの）、生卵、ポン酢しょうゆ（炭水化物が低めのもの）、ソース（かけるものによる）

〈好きな食品〉

乳製品（牛乳、チーズ、バター、ヨーグルト)、卵、肉類（鶏肉、牛肉、豚肉、鶏皮、砂肝、ひき肉、ホルモン)、魚介類（サーモン、鮭、タラ、マグロ、カレイ、サンマ、ブリ、アジ、カジキマグロ、しらす、魚の目玉、エビ、イカ、タコ、カニ、アサリ、しじみ、ホタテ、つぶ貝、サザエ、ハマグリ、牡蠣、ホヤ、たらこ、いくら、かずのこ、白子)、大豆製品（きな粉、納豆、豆腐、油揚げ)、ピーナッツ、野菜（ブロッコリー、モロヘイヤ、ほうれん草、ジャガイモ)、きのこ（きくらげ、舞茸)、海藻類（わかめ、昆布)、畜肉製品（ベーコン、ソーセージ）果物（バナナ、いちご、パイナップル)、クロワッサン、パイ

〈シトリンっ子と家族の取り分けメニュー〉

高木家では、食事を作る途中で取り分け、それぞれが美味しく食べられる工夫をしました。

主菜

- 包まないチーズ餃子→餃子（レシピ集・49P）
- ポトフ→カレーライス、シュクメルリ、スープスパゲティへ作り変え（レシピ集・50P）
- 糖質オフキャベツシュウマイ→シュウマイ（レシピ集・51P）

主食

- とん平焼き→お好み焼（レシピ集・51P）
- 鶏ひき肉のもちもちチヂミ→チヂミ(レシピ集・52P)
- ハッシュドビーフ＋茹豚肉やオムレツのトッピング（ご飯少なめ）→ハッシュドビーフ
- 具だくさんマカロニなしグラタン（大豆粉クリーム使用）→マカロニグラタン

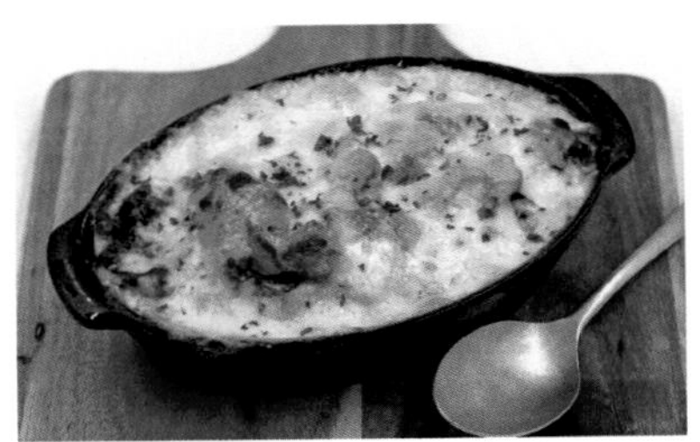

⬆具だくさんマカロニなしグラタン

その他

- 鶏スープ：手羽先と白菜のとろとろスープ（レシピ集・52P）
- タコス：鶏もも肉ソテーや卵のおかずをプラスして

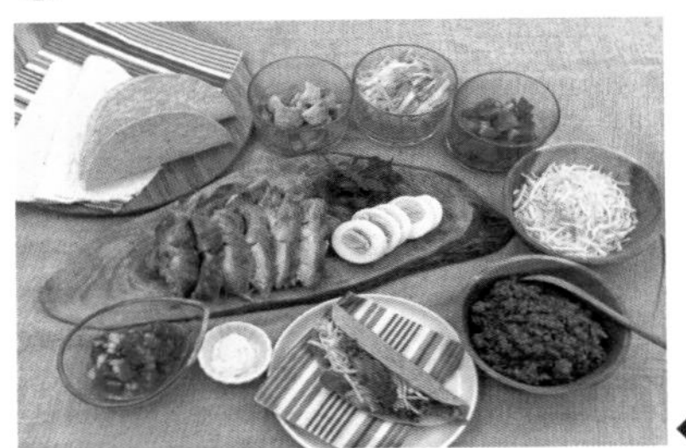

⬅タコス

〈スピード重視の主役メニュー〉

ホットプレート

- ペッパーランチ風（レシピ集・53P）
- ぎゅうぎゅう焼き（レシピ集・53P）
- ラクレットチーズ風（野菜、ウインナー、鶏肉ソテー、パン等を焼き、牛乳＋チーズ＋片栗粉少々を溶かしたチーズソースをかけていただく）

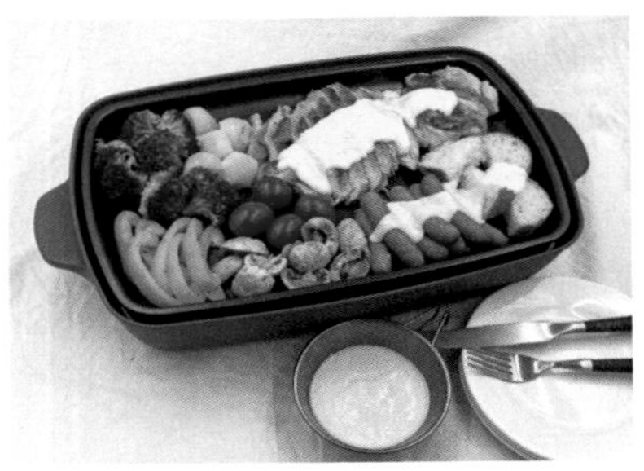

⬆ラクレットチーズ風

圧力鍋・電気自動調理機

- 包まないロールキャベツ（レシピ集・54P）
- 韓国風水炊きタッカンマリ（レシピ集・54P）

フライパン

- ミートボールスパゲティ（レシピ集・55P）
- 具材たっぷり焼きそば（野菜たっぷり肉増量、卵やチーズ、マヨネーズトッピング）
- エビ入り塩焼きそば

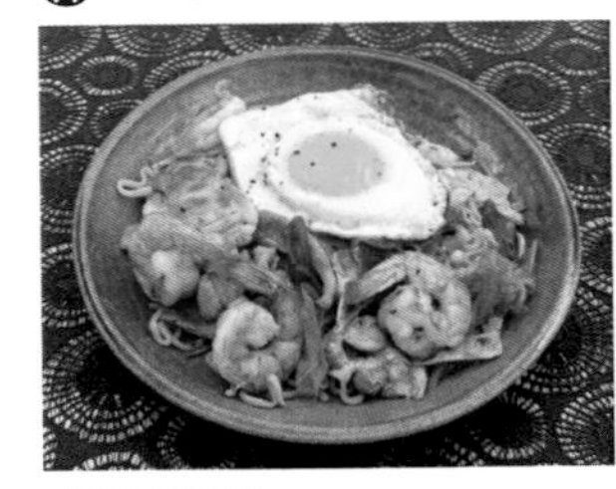

⬅エビ入り塩焼きそば

炊飯器

- カオマンガイ（レシピ集・55P）
- ジャンバラヤ（レシピ集・56P）

鍋

- 寄せ鍋風しゃぶしゃぶ（野菜、きのこ、白滝、豆腐、牛豚鶏肉、肉団子、ウインナー、魚介類等を出汁と塩で味付けて、生卵やポン酢、醤油で食べる）
- すき焼き（出汁にしょう油と砂糖少々で味付をし、たっぷりの生卵につけて食べる）
- クッパ（レシピ集・56P）

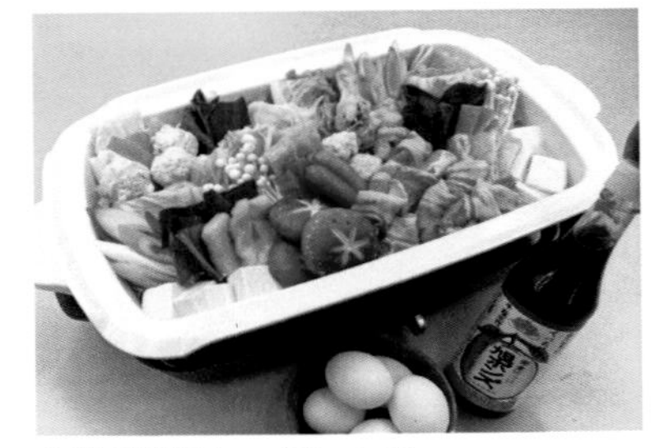

⬆寄せ鍋風しゃぶしゃぶ

■**栄養量一覧**

※各食事メニューの栄養量の詳細は巻末の「栄養量一覧」をご参照ください。

	タコス	ラクレットチーズ風	鶏もも肉の塩こしょうソテー	具だくさんマカロニなしグラタン	マカロニグラタン
エネルギー	633 kcal	677kcal	617 kcal	396 kcal	511 kcal
たんぱく質	33.0 g	34.8 g	49.9 g	30.1 g	34.4 g
脂質	43.8 g	51.7 g	47.6 g	29.8 g	30.4 g
炭水化物	33.5 g	25.7 g	0.3 g	7.7 g	31.8 g
PCF 比	20：60：20	20：66：14	32：68：0	29：64：7	25：51：24

学童期後期（10歳〜12歳）

■記録

4年生

身体がグッと大きくなり日中の活動量も増えたため、給食時の補食を毎日持参しました。

藤谷のワンポイントアドバイス

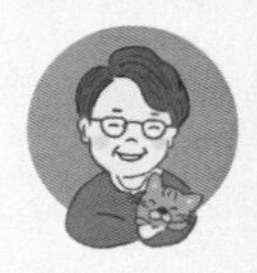

クラブ活動や運動量が多い場合は、補食が必要になります。運動などの活動にはエネルギーが必要で一番効率が良いのは糖質です。もともと糖質量の摂取が少なく、脂質やたんぱく質はエネルギーを産生するのに少し時間がかかりますので、動く前に少し補食が取れるとよいと思います。

5年生

給食では、白飯や麺類は半分の量で盛り付けてもらい、おかわりで牛乳やおかずを多く食べていました。「おかわりじゃんけんが強くなった！」との報告もあり子供なりの成長を実感した時期でした。

様々な課外活動が行われるようになったため、学校全職員で息子の体質などの情報共有してもらい、校内で補食を食べられる場所も増やしていただきました。

宿泊行事では、冷凍したおかずをレンジ加熱したり、食事の補食として、常温保存可能牛乳、缶詰（魚、焼き鳥、ツナ＋トッピングマヨネーズ）、常温保存食品（サラダチキン）で対応してもらいました。食事以外の補食は、チータラ、カルパス、常温保存可能牛乳、ウズラ卵等を利用しました。

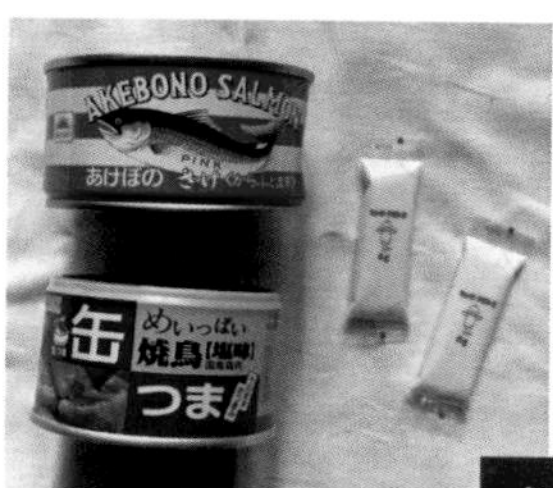

⬆缶詰とマヨネーズ

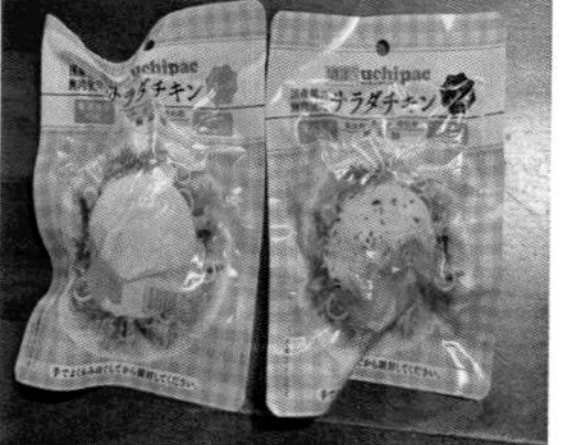

⬆常温保存食品（サラダチキン）

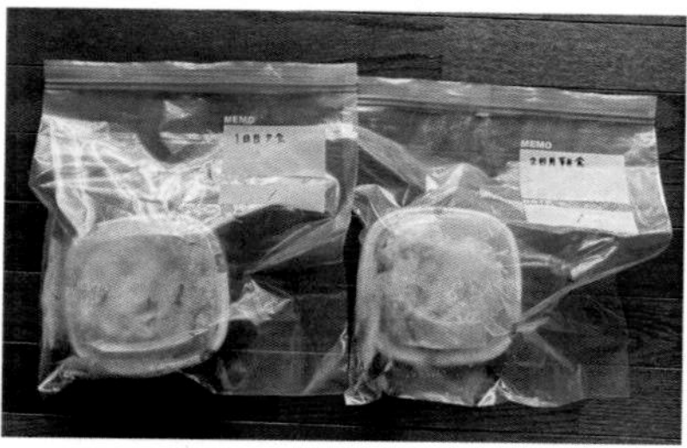

⬆鶏肉のソテー冷凍品

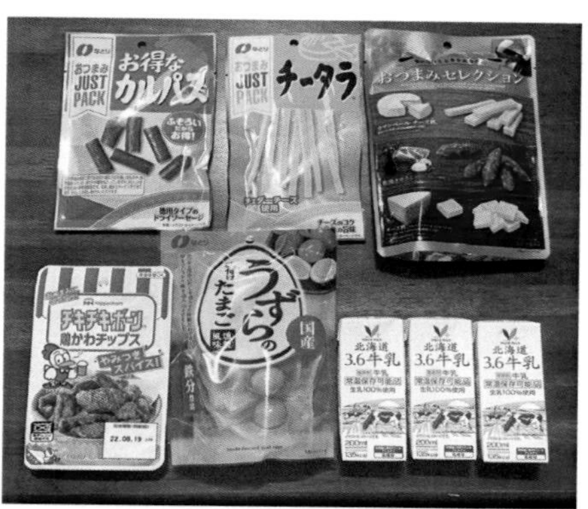

⬆食事以外の補食

6年生

牛乳が必ず余るクラスになり、「ラッキー!!（本人談・笑）」。小学校では、シトリン欠損症だということ、食べ物がみんなと少し異なることを、理解してもらっている様子です。

藤谷のワンポイントアドバイス

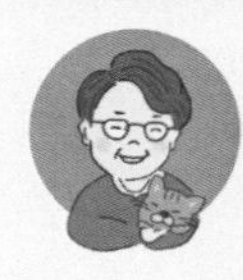

クラスメートに理解してもらうということはとてもとても大切なこと。そして自分で説明できるようになるということも…。これは一長一短ではできないので、小さい時から「みんなと同じでなくてもいいんだよ」というメッセージを流し続けることが大切です。クラスメートたちにとっても「思いやり」や「自分と異なる」ということを学ぶ良い機会となります。

理解していないお友達には、本人から説明することもありました。自分で説明して伝わらない時は先生にも協力頂いて、個別に説明してもらうこともありました。

給食や食事に対しては、好き嫌いはもとより、こういう理由で食べられないなど、説明を付け加えることもできるようになりました。

ライフセービングの朝練は4時半起床。起き抜けの朝ごはんがなかなか進まないのですが、きなこやMCTパウダー入り牛乳、MCTパウダー入りおにぎり（MCTパウダーを一緒に炊き込み、小分けにして冷凍保存）で対応しました。

藤谷のワンポイントアドバイス

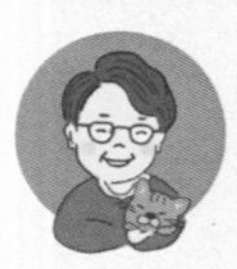

朝練に何も食べずに行くということは暴挙と考えてください。夕食を食べてから少なくとも7～10時間の何も食べていない状況での運動は低血糖のリスクをグーンとあげます。
夜間や朝に血糖値が低下している子供は少なくありません。もし、朝練がある場合にはエネルギーに代わりやすいMCTパウダーなどの利用をすすめています。

運動直後はMCTクッキー（レシピ集・57P）、唐揚げおにぎり、チーズ、牛乳等を摂って栄養補給しています。

中学生に向けて、部活と勉強の両立ができるように、体力を少しずつ付けながら頑張っています。

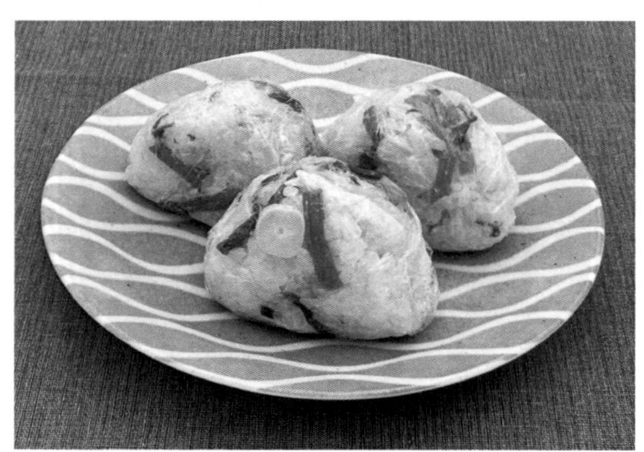

⬆MCTパウダー入り鶏肉と山菜の炊き込みおにぎり

■給食による変化

〈食べられるようになったもの〉

給食で様々な味付けや料理を経験し、周りの子の影響もあり、家では基本的には塩味を最も好んでいますが、友達と外で食べるときは料理や味も広がってきました。

野菜については入学前に比べて格段に種類も量も食べられるようになりました。

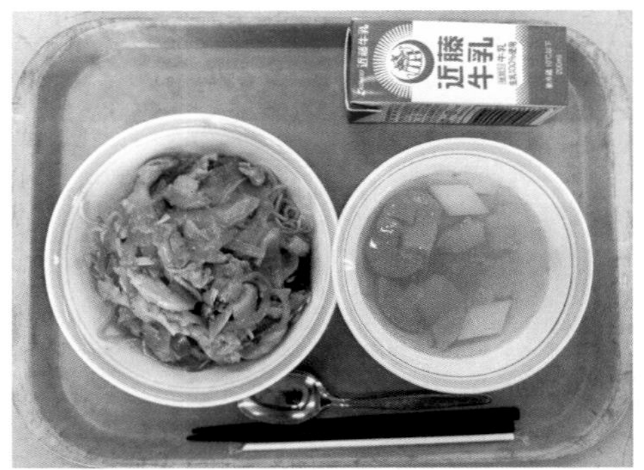

⬆給食：あんかけかた焼きそば、杏仁豆腐、牛乳

〈メニュー例〉

コールスロー、野菜のマリネ、青菜ときのこの煮びたし、チャーハン、麻婆豆腐、醤油味のおでん、キムチチャーハン、豚丼、ホットドック、ピラフ、あんかけかた焼きそば、醤油味の炊き込みご飯、魚のマリネ、豚キムチ、ポトフ、プルコギ、コロッケ

〈好きになった食材や味付け〉
～学童期での好みの変化～

酸味：モズク酢、唐揚げにレモン、サンマにかぼす、レモン水

辛味：七味唐辛子、コチュジャン、キムチ、ラー油、洋風スパイス

ダシ：鶏ガラスープの素、市販の麺つゆ、コンソメ、ブイヨン

食材：豆腐、野菜類（小松菜、ナス、キャベツ、白菜、ピーマン、大根、ニラ、切り干し大根）

〈おやつ〉

プロセスチーズ、チーズチップス、あたりめ、サラミ、牛乳、ピーナッツ、ポテトチップ、唐揚げ、卵、納豆、豆腐、ちくわ、ソフトクリーム、甘くない大豆チーズクッキー（レシピ集・57P）、油揚ピザ（油揚げにトマトピューレやマヨネーズがソースの簡単ピザ）、甘くないポークジャーキー（レシピ集・57P）

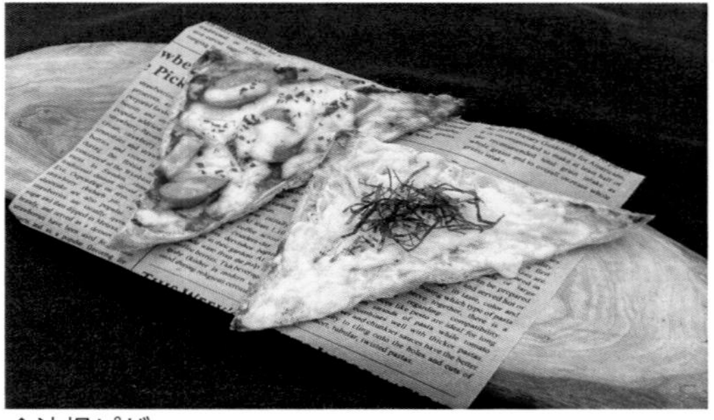

⬆油揚ピザ

■食事記録９歳８か月（小学４年）

		例１	例２
朝食		白飯70g 塩鮭120g ブロッコリーソテー65g セロリスープ１口 牛乳130ml	白飯80g 巣籠り卵（卵１個）120g 野菜スープ140g ウインナー小２本 納豆45g、牛乳120ml
昼食		（給食）くろパン残す、発酵乳残す、白身魚のドレッシングかけ60g、野菜ソテー75g （補食）昆布おにぎり100g、卵焼き80g ウインナー１本、ブロッコリーソテー30g 牛乳200ml	（給食）豚丼／肉85g ご飯80g＋具おかわり1/2杯 牛乳200ml ミカンクレープ残す （補食）卵焼き50g
おやつ		ポテトチップ25cc、牛乳150ml	なし（昼ご飯たくさん食べて要らないとのこと）
夕食		クルミのカンパーニュ＆フランスパン35g カラスガレイソテー120g 野菜スープ180g グリンピースソテー40g 牛乳120ml	カレイの煮つけ150g 野菜のミルクスープ175g ご飯80g ブロッコリーソテー55g 牛乳120ml
牛乳摂取量／日		600ml	440ml
栄養量	エネルギー　kcal	1780	1854
	たんぱく質　g	114.4	114.7
	脂質　g	88.8	92.7
	うちMCT　mg	1611	1570
	炭水化物　g	157.9	164.2
	P：F：C	24：42：34	24：43：33

■食事記録12歳０か月（小学６年）：ライフセービング練習日

		例１	例２
朝食		白飯70g＋大根葉としらすのふりかけご飯20g、ほっけ開き125g つくね野菜スープ（つくね80g）160g、牛乳150ml	鮭塩焼き120g、納豆45g＋メカブ50g 白飯80g、けんちん汁150g 牛乳250ml
昼食		（給食）チャーハン40g 揚げ魚の甘酢ソースかけ（魚のみ）20g たまごスープ180＋おかわり100cc 桃ゼリー残す、牛乳400ml （補食）鶏ハム大葉＆チーズ200g	（給食）こぎつね寿司（白飯、油揚げ、にんじん、さやいんげんのちらし寿司）１口、海苔、とり団子汁270g（鶏肉40g）＋おかわり150g、牛乳400ml、みかん残す （補食）豚肉とほうれん草のチーズ焼き（豚肉100g）140g
おやつ		牛乳200ml、ピーナッツ20g	牛乳250ml、ベビースター７g ちくわ90g
夕食		クッパ（牛肉＆豚肉200g、たけのこ、にんじん、ほうれん草、えのき、卵50g）660g＋おかわり200g＆白飯70g ナムル（もやし、わかめ、キャベツ）40g はんぺんのたらこチーズ焼き140g 牛乳200ml	砂肝の野菜炒め（砂肝110g、キャベツ、ニラ）270g 魚の唐揚げ（めひかり８本）80g 白飯70g＋大根菜としらすふりかけ40g わかめとえのきのスープ100g 牛乳250ml
牛乳摂取量／日		950ml	1150ml
栄養量	エネルギー　kcal	3054	2444
	たんぱく質　g	224.9	168.4
	脂質　g	180.4	138.1
	うちMCT　mg	3384	3507
	炭水化物　g	172.9	168.1
	P：F：C	28：51：21	26：48：26

■外食

サイゼリア：辛味チキン、柔らか青豆の温サラダ、カルボナーラ、たらこスパゲティ、ミラノ風ドリア、ポップコーンシュリンプ、ピザ、テイクアウト／サイゼリアドレッシング、冷凍辛味チキン

回転寿司：しゃり半分のお寿司、唐揚げ、タコ唐揚げ、軟骨唐揚げなどのおつまみ系、刺身のみ、茶碗蒸し、ポテトフライ

コンビニ：からあげくん、揚げ鶏、メンチカツ、サラダチキン、茹で卵、焼き鳥、さけるチーズ、ホルモン焼き、ポテトグラタン、たらこおにぎり、焼肉おにぎり、納豆巻き

食べ放題：しゃぶしゃぶ、焼肉

■レシピ紹介

〈直ぐに出せる作り置きメニュー〉

- 低糖質！高木家の塩唐揚げ（レシピ集・58P）
- 高木家の鶏ハム（レシピ集・58P）
- 鶏もも肉のソテー、鶏ハム、ナゲットは多めに作り、小分け冷凍保存し食べたい時にレンジ加熱して食べる。（しっかり冷まし、密閉した状態で冷凍。１～２週間を目安にお召し上がりください）

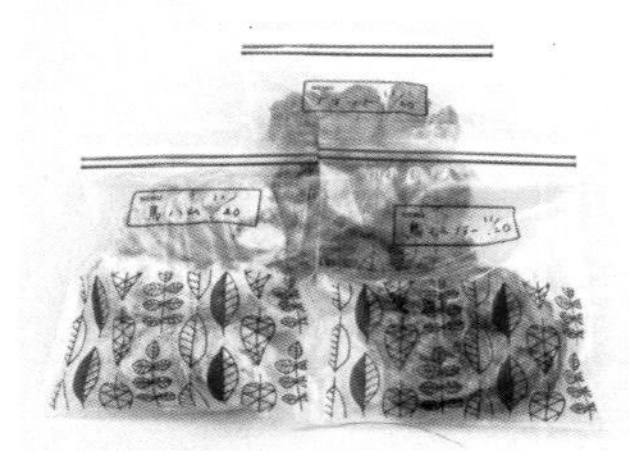

⬆小分け冷凍保存

〈節約＆かさ増しメニュー〉

卵

- マヨ卵のココット焼き（レシピ集・59P）
- 野菜とひき肉の卵焼き（レシピ集・59P）
- ほうれん草のスペインオムレツ（レシピ集・59P）
- 卵たっぷりチャーハン（レシピ集・59P）
- 定番!!ゆで卵マヨネーズ
- 鰻巻き

納豆

- 納豆オムレツ（レシピ集・60P）
- 納豆の磯部揚げ（レシピ集・60P）
- 納豆巾着焼き（レシピ集・60P）

豆腐

- 豆腐＋トッピング（ばくだん風で納豆、めかぶ、アボカド、大葉、海苔、温泉卵）
- 豆腐のカップスープグラタン（レシピ集・61P）
- 具だくさん手作りがんもどき
- お豆腐たっぷり肉豆腐

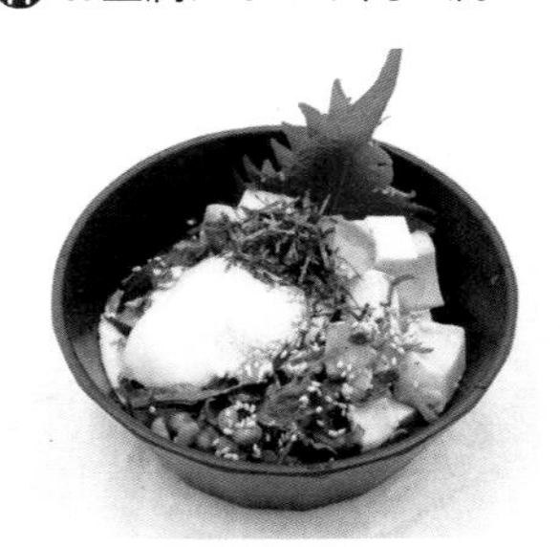

⬅豆腐＋トッピング

いわし

- イワシの大葉チーズ焼き（レシピ集・61P）
- 丸ごと食べられるイワシのチーズトマト煮（レシピ集・61P）

鶏むね肉

- 定番!!チキンチーズソテー
- ピカタ（レシピ集・62P）
- つくねの磯部焼き（レシピ集・62P）
- ぱくぱくチキンナゲット（レシピ集・62P）
- 麻婆ナス（レシピ集・63P）
- 鶏団子汁
- 野菜（レンコンやナス）のひき肉はさみ焼き

大豆製品

- 大豆と昆布のカミカミ揚げ（レシピ集・63P）
- 大豆と桜海老のかき揚げ（レシピ集・63P）
- 定番!!きなこ牛乳
- きな粉揚げパン（レシピ集・64P）
- きな粉フレンチトースト（砂糖不使用、パンの代わりに高野豆腐やお麩を使っても）

チーズ

- チーズチップス（レシピ集・64P）
- えのきや納豆のチーズ焼き

■栄養量一覧

	MCTパウダー入りおにぎり	鰻巻き
エネルギー	270kcal	315kcal
たんぱく質	11.1ｇ	23.9ｇ
脂質	13.6ｇ	23.7ｇ
炭水化物	24.9ｇ	2.6ｇ
PCF比	17：46：37	30：67：3

〈缶詰や総菜を使ったメニュー〉

缶詰

- 定番！ツナブロマヨ（ツナ&ブロッコリーのマヨネーズ和え）
- 鮭缶のスペインオムレツ（レシピ集・64P）
- 鮭缶の石狩鍋風みそ汁（レシピ集・65P）
- オイルサーディンのキャベツソテー（息子談：オイルサーディン大好き！）
- 鯖缶と白菜のレモンアヒージョ
- 鯖缶納豆マヨ
- 焼き鳥缶（塩）の卵とじ

惣菜

- 焼き鳥の野菜チーズ焼き（塩焼き鳥、お好みの野菜、チーズをトースター等で焼く）
- おさしみとめかぶ
- おさしみのポキ風（マグロ、アボカド、ゴマ油、しょうゆ、おろしにんにく）
- はんぺんたらこチーズ焼き（はんぺんにマヨネーズ&たらことチーズを挟んで焼く）
- ちくわの磯部揚げ
- ちくわチーズ焼き

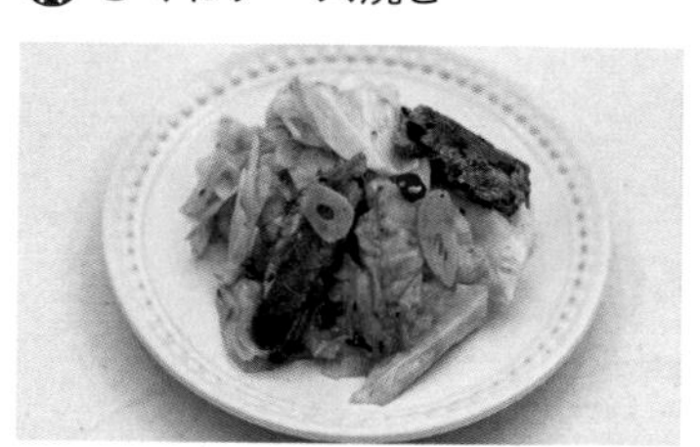
⬆オイルサーディンのキャベツソテー

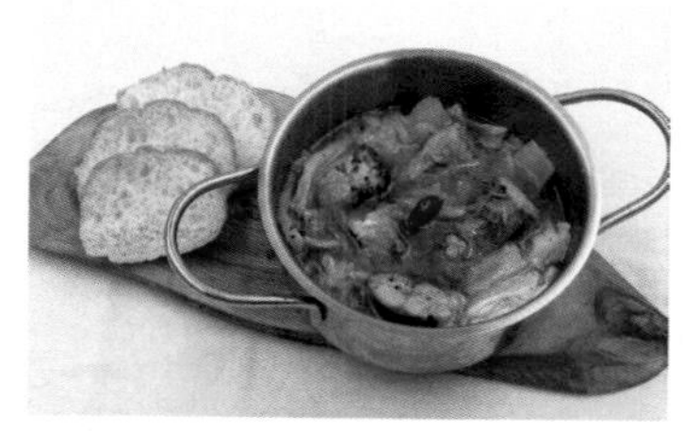
⬆鯖缶と白菜のレモンアヒージョ

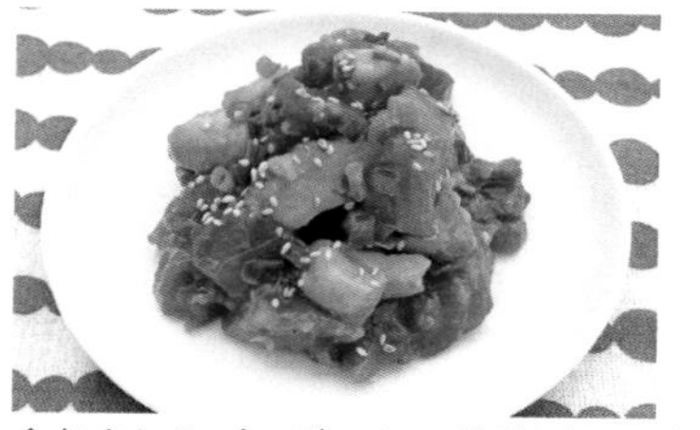
⬆おさしみ（マグロ&アボガド）のポキ風

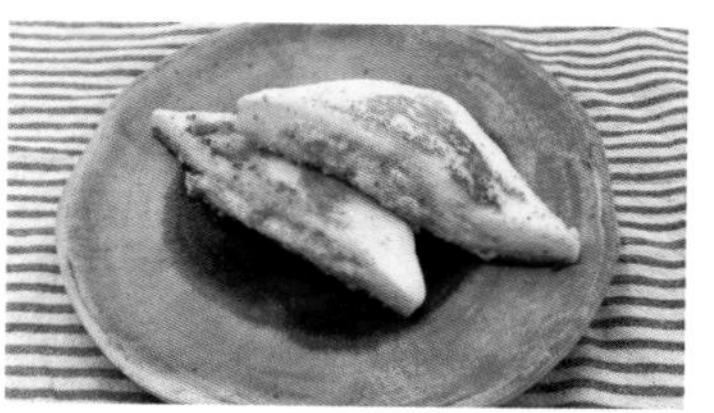
⬆はんぺんたらこチーズ焼き

〈魚介類を使ったメニュー〉

- 魚の揚げ物（高野豆腐、大豆粉、おからパウダー、アーモンド、ゴマ、卵の衣）
- カレイの唐揚げ（レシピ集・65P）
- 鯛のアクアパッツァ（レシピ集・66P）
- ちゃんちゃん焼き（レシピ集・66P）
- 塩焼き（塩を振って水分を取りしっかり臭みを取る）
- ガーリックマヨネーズソテー（ブリなど臭みがある魚におすすめ）
- ガーリック照り焼き
- 魚のソテー＋野菜のクリームソース
- タラのソテーほうれん草のクリームソース（レシピ集・65P）
- 魚のソテー＋トマトチーズソース
- 魚のソテー＋きのこのバジルソース
- たこやいかの唐揚げ
- 貝のガーリックオイル蒸し（牡蠣、あさり、ムール貝、ホタテ貝）
- 魚介（タコ、イカ、エビ、牡蠣等）のアヒージョ
- 牡蠣と鶏むね肉のアヒージョ（高木家ではかさ増しで鶏むね肉を入れています）

豆腐＋トッピング	具だくさん手作りがんもどき	オイルサーディンキャベツソテー	鯖缶のレモンアヒージョ	マグロとアボガドのポキ風	はんぺんたらこチーズ焼き
234kcal	760kcal	231kcal	282 kcal	320kcal	299kcal
14.9g	52.9g	10.5g	16.5g	27.9g	19.0g
16.8g	60.6g	18.6g	23.2g	22.1g	20.7g
10.1g	9.9g	8.9g	4.4g	8.5g	11.8g
24：60：16	27：68：5	17：68：15	23：71：6	32：58：10	25：60：15

※各食事メニューの栄養量の詳細は巻末の「栄養量一覧」をご参照ください。

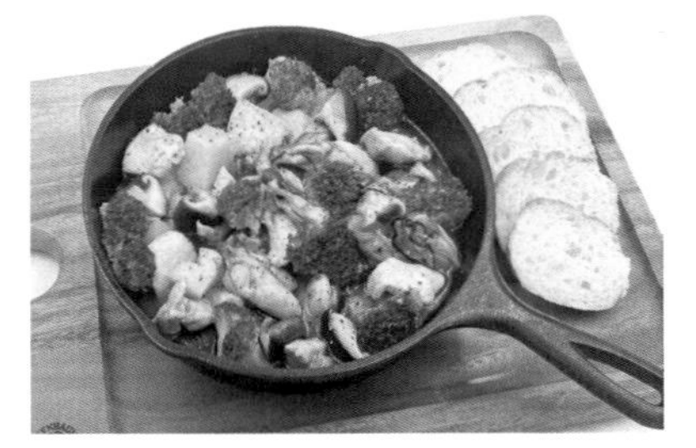

⬆牡蠣と鶏むね肉のアヒージョ

〈疲れた時の元気 UP メニュー〉

鶏皮

🍴鶏皮ソテー、鶏皮チップス（レシピ集・67P）、鶏皮唐揚げ、鶏皮野菜煮込み

乳製品

🍴生クリームや牛乳でクリーム風

油脂類

🍴揚げる調理法を利用、マヨネーズ、追いバター、追いチーズ、MCT オイル（牛乳、ヨーグルト、スープ、ご飯、サラダに）、MCT パウダー（マヨネーズ、ソース、卵焼き等に）

〈食物繊維を摂れるメニュー〉

🍴わかめのガーリックゴマ油炒め（レシピ集・67P）

🍴たらこ昆布の塩バター煮（レシピ集・67P）

🍴こんにゃくの食べるラー油炒め

🍴きのこのセゴビア風（レシピ集・68P）

🍴しいたけのチーズマヨ焼き

🍴きのことベーコンのバターポン酢炒め

〈イベントメニュー〉

ハロウィン

サーモンちらし寿司、チキンレッグのぎゅうぎゅう焼き、ナスのミートグラタン、砂肝と野菜のアヒージョ、イカ墨スープ

■栄養量一覧

	牡蠣と鶏むね肉のアヒージョ	たこ焼き
エネルギー	943 kcal	712 kcal
たんぱく質	85.7 g	45.8 g
脂質	59.5 g	40.0 g
炭水化物	36.0 g	45.9 g
PCF 比	34：52：14	25：50：25

※各食事メニューの栄養量の詳細は巻末の「栄養量一覧」をご参照ください。

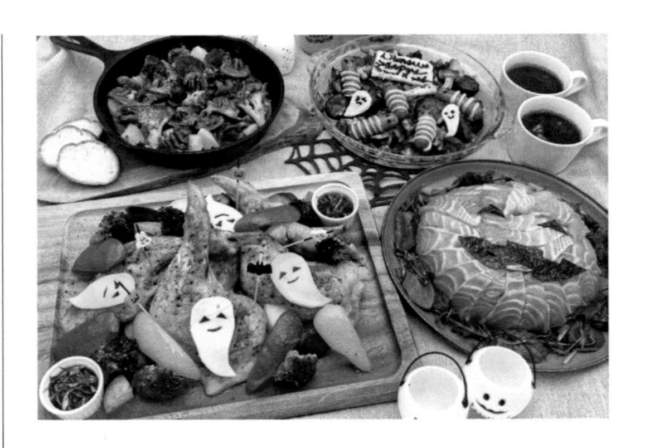

クリスマス

ローストチキン、ガーリックシュリンプ（海老、にんにく、オリーブ油、ハーブソルト）、お刺身ケーキ（お刺身、アボカド、セルクルを使って）、ラクレットチーズ風、ベイクドチーズケーキ（レシピ集・68P）、濃厚レアチーズケーキ (レシピ集・69P)

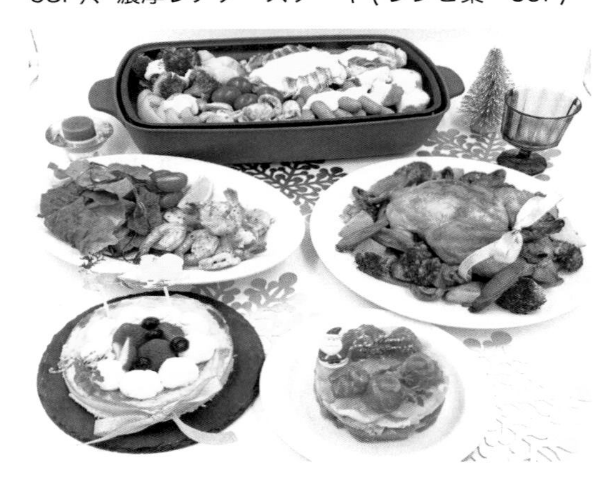

お正月

甘くない伊達巻風卵焼き（卵、はんぺん、出汁、塩、マヨネーズ）、ごまめと大豆の海苔塩揚げ、酒みりん不使用かずのこ＆松前漬け、鮭の昆布巻き、たたきごぼう（ごぼう、醤油、マヨネーズ、すりごま）、カニカマなます（大根、カニカマ、マヨネーズ、塩こしょう）、餅なし雑煮、お煮しめ（濃いめの出汁、塩、砂糖少々）

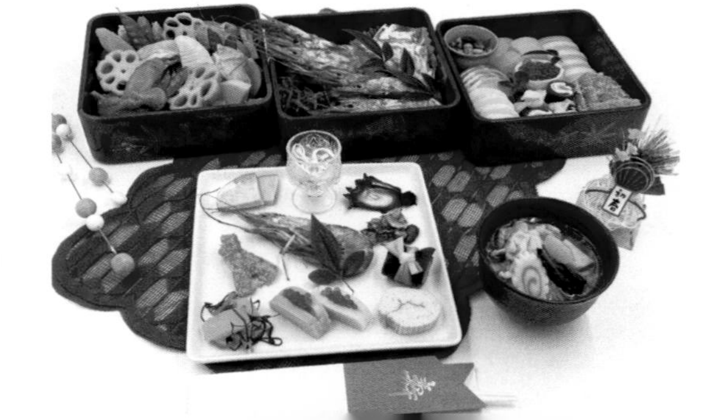

バレンタインデー

- きな粉風味の生チョコ（レシピ集・69P）
- ホワイトチョコナッツ（レシピ集・70P）

パーティーメニュー

- たこ焼き（たこ焼きにチーズをまとわせる、卵焼き、肉・ソーセージ・シーフードミックスや野菜のオイル焼きも一緒に。おかずもあるたこ焼きパーティーに）

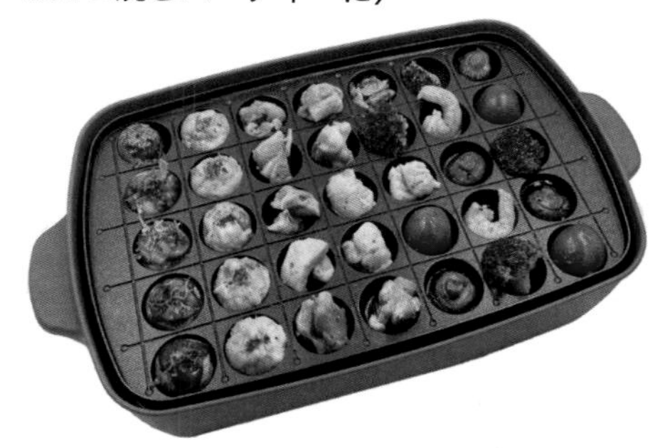

- 手巻き寿司（卵焼きに具材ばかりを巻いた手巻き。具材は、刺身、肉のソテー、たらこ、納豆、チーズ、卵焼き、チーズ、唐揚げ、そぼろ等）

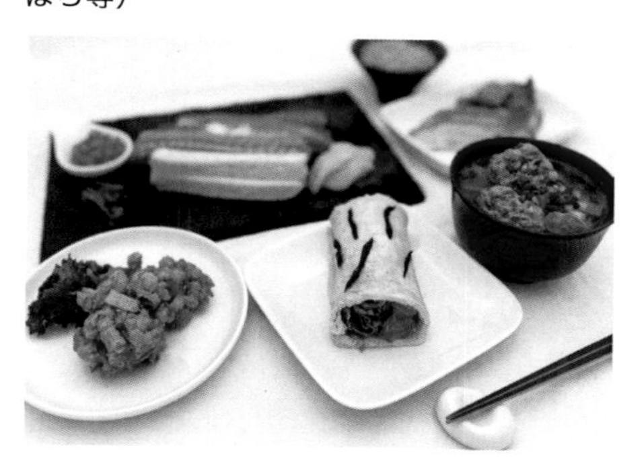

■食事を食べ易くする工夫

煮物や煮魚の味付けは甘いものが多いですが、砂糖などの甘味は極力少なくして（または入れない）、出汁（味）をしっかり効かせて塩味を感じられる味付けにしています。

酸味を与える調味料を使用する場合は、米酢・黒酢・リンゴ酢（←果実の味が強い）よりも、糖質の少ない穀物酢、柚子、レモンなどを利用します。

小麦粉、強力粉、片栗粉を使ったものは、体調をみながら量を調整します。または他の食材（置き換え食材）で代用することにしています。

■便利な置き換え食材

便利な置き換え食材は、大豆粉、おからパウダー、高野豆腐、きな粉など、どれも大豆から出来た製品。シトリンっ子の好みに近いものです。

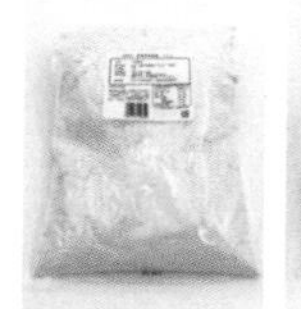
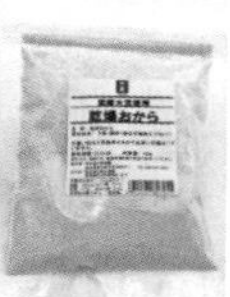
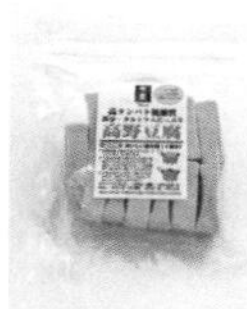
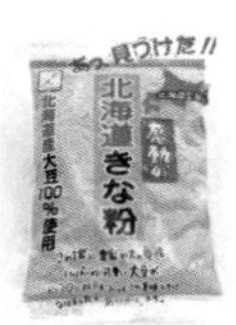

⬆便利な置き換え食材（大豆粉、おからパウダー、高野豆腐、きな粉）

・大豆粉

生の大豆をそのまま粉末にしたものですが、きな粉と違い加熱が必ず必要です。小麦粉と比べてたんぱく質、脂質が多く、細かい粉状で様々な料理に使いやすいです。通販で購入が可能。（マルコメ社　ダイズラボ　大豆粉）

・おからパウダー

大豆から豆乳を作り出す際の搾りかす。食物繊維

一言メモ

■イベントと糖質

誕生日やクリスマス、ハロウィン等のイベントでは、糖質が多めなメニューが並ぶことが多いです。いつもの食卓とちょっと違う雰囲気で楽しく食べるので、つい糖質を摂り過ぎになりがちです。我が家の場合、気を付けていても糖質を摂り過ぎてしまうことが多いので、前後の食事で糖質を調整するように心がけていました。

学童後期に入ると、次の食事であれを食べたいので糖質を調整しよう～！という具合に、自ら少しずつ調整できるようになってきますが、忙しさに負けてつい、親も見落としがちになるので、気を付けないと…といつも心に言い聞かせています。

■シトリンっ子とケーキ

誕生日会やクリスマスの際は、シトリンっ子でも食卓に（あまり食べられないけど）ケーキを並べて欲しい！という気持ちが強いようです。その気持ちを汲んで本書では糖質を最小限にしたケーキのレシピを提案しています。通常のケーキはたくさん食べると体調が悪くなることを是非お伝えいただけましたら幸いです。

が豊富ですが、ぼそぼそ感があります。また独特なおから臭・味があります。

・高野豆腐

豆腐を凍結乾燥（凍結と乾燥を同時に行う加工法）させたもの。豆腐由来のため、含まれる成分の種類が多い。細かく削ったものが粉砕豆腐。

・きな粉

大豆を炒ってから粉末にしたもの。「きな粉味」が強いので料理には不向き。

■試食評価

	大豆粉	おからパウダー	高野豆腐	きな粉
揚げ衣	○	○	◎	△
バッター液	◎	×	○	△
ハンバーグのつなぎ	△	△	◎	×
ホワイトソース	◎	×	×	ー
ソテーの衣	◎	△	△	△
クッキー	◎	○	ー	◎

※高木家の試食評価
（とても美味しい＝◎、美味しい＝○、普通＝△、美味しくない＝×）

〈用途別置き換え食材あれこれ〉

揚げ衣：小麦粉・片栗粉→高野豆腐、大豆粉、おからパウダー、スライスアーモンド、ゴマ、卵

ソテーの衣：小麦粉・片栗粉→大豆粉、粉チーズ、ごま、スライスアーモンド、卵

お好み焼き、タコ焼き、ちぢみ：小麦粉・片栗粉→大豆粉、ひき肉、卵、豆腐、大豆水煮

ピザ生地：強力粉→油揚げ、高野豆腐

うどん、パスタ：強力粉→糖質OFF麺、豆腐皮、しらたき、細切り野菜、えのきだけでかさ増し

クリームソース等のとろみつけ：小麦粉・片栗粉→大豆粉、チーズ、生クリーム、豆腐

ハンバーグ、つくね、シュウマイ等のつなぎ：片栗粉・小麦粉→高野豆腐、卵、豆腐、大豆粉

〈おススメレシピ〉

高野豆腐がつなぎのジューシーハンバーグ（レシピ集・70P）

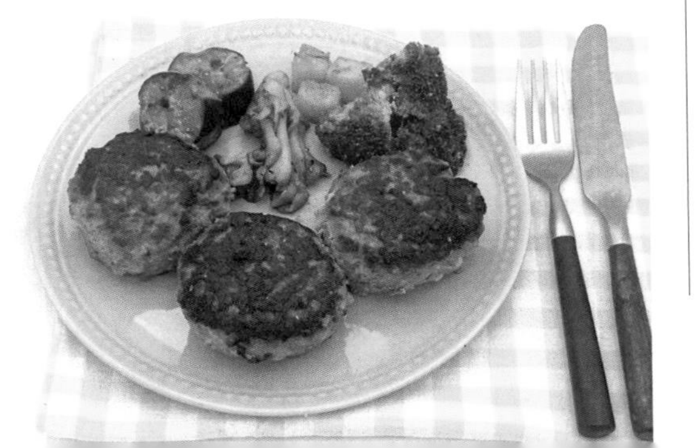

■調理・食品の留意点

〈たんぱく質の焦げについて〉

たんぱく質の『焦げ』は強い発がん性物質を含みます。シトリンっ子は普段から魚や肉を多く摂取するため、そのリスクが高いので焦げた部分は極力食べさせないようにしています。

〈味の濃さについて〉

白米と比べ、おかずには味付けがあり、シトリンっ子は塩分を多く摂りがちです。大好きなチーズやサラミも塩分が含まれています。

このため普段食べる食事はなるべく薄味を心掛けています。味に物足りなさを感じる場合は、酸味を効かせたり（レモンやポン酢等）、出汁をしっかり効かせたり、香り食材（青じそ、しょうが、にんにく、ねぎ、スパイス）を活用したり、汁物の具材を多くして汁を減らしたり、減塩食品（減塩醤油など）を利用しています。

〈加工食品について〉

食べられないものが多いので、買う前に原材料名を見てチェックしています。原材料に占める重量の割合が高い順番に表示されているので、炭水化物が多い原材料（砂糖、果糖ぶどう糖、小麦粉、でんぷん、デキストリン、乳糖…他）が、最初の方に並んでいないかどうかを確認しています。市販のルーは、小麦粉、でんぷん、デキストリン等が多いものがあるので、原材料表示を見て購入を検討し、良さそうなものがなければ簡単なレシピで代用します。

次に、栄養成分表示を見て、たんぱく質、脂質、炭水化物がどれくらい入っているのかを確認し、糖質があまりにも多い場合は、食べる量を控えめにしたり、他の食品を食べさせたりすることもあります。

また、甘味料（ステビア、カンゾウ、アスパルテーム、スクラロース、アセスルファム等）でしっかり「甘さ」をつけているものは、食べられても「甘さ」に慣れてしまいそうなので食べ慣れないように普段から気をつけています。

体調不良時の記録

感染症などで、高熱・胃腸不良・嘔吐・喉痛等で食事が進まなくなると、低血糖が起きやすくなります。また、一旦体調を崩すと、回復して元の食事を摂れるようになるまで、とても時間がかかります。

■1歳1か月・ノロウイルスで5泊6日入院

【状況】 入院前：朝食後、10回嘔吐、5回下痢。MCTミルク、味噌スープ、水分を全く摂れず、食べられず、脱水も心配しました。

入院中：自宅では管理できないため、夕方、主治医へ行きそのまま入院、点滴開始となりました。食事が半分以上、水分が取れるようになった4日目から点滴が外れましたが、朝方はまだ低血糖がみられ、退院後も暫くは（朝・晩）MCTミルクを与える指示が出ました。

退院後：好きなものを中心に、糖質のみではなく、タンパク質も意識しながら与えたため、吐き戻しがなかなかおさまらず、夜間もしっかりMCTミルクを与えました。

時期	概要・食事			備考
退院1日目	7:00	朝食	病院	
	10:00	退院		
	14:00	昼食	しらすにゅうめん（味噌味）60g、牛バラ肉とほうれん草の醤油煮5g、ブロッコリーとチーズの卵焼き60g	
	19:00	夕食	黒ゴマご飯10g、鮭のソテー5g、ブロッコリーといんげんのバターソテー30g、根菜汁10g	夕食後に大量に嘔吐あり
	23:00		MCTミルク120cc	
2日目	5:00		MCTミルク120cc	
	8:00	朝食	ブロッコリー&パスタ入りチーズ卵焼き40g、ヨーグルト20g	
	12:00	昼食	バター醤油ご飯30g、ひき肉とほうれん草の茶碗蒸し5g、根菜汁20g、チーズ10g、牛乳100cc	
	15:00		牛乳90cc　チーズ18g	
	18:00	夕食	バター醤油ご飯20g、塩サバソテー2g、ブロッコリーと粉チーズのパスタ10g、根菜とひき肉の中華風スープ15g、チーズ8g MCTミルク120cc	
	23:00		MCTミルク120cc	
3日目	5:00		MCTミルク140cc	便は泥状、水分は良く摂れ、食欲が戻りつつある。精神状態も入院前に近づく。
	8:00	朝食	ほうれん草とご飯入りチーズ卵焼き30g、ヨーグルト25g、牛乳20cc	
	12:00	昼食	牛バラ肉と野菜のにゅうめん70g、ひき肉とほうれん草の茶碗蒸しだし餡かけ35g、チーズ5g	
	15:00		牛乳70cc、チーズ10g、かっぱえびせん3g	
	18:00	夕食	赤魚とブロッコリー入りカルボナーラ100g、根菜とひき肉のスープ5g	

藤谷のワンポイントアドバイス

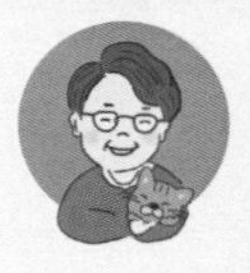

乳児の時は、ミルクを飲まなくなったという時は、点滴による補液が必要な時と判断する方が良いと思います。食事がとれなくてもミルクがいつもの量の70～80%程度摂取できているときには、少し様子を見てもよいかもしれません。

下痢や嘔吐があってもミルクを摂取させ、一度にいつもの量を摂取できない時は、頻回に摂取させてあげることが大切です。濃度は薄くしたりする必要はありません。

離乳食完了期以降で食事摂取が始まっている場合は、いつも食べないゼリーやバナナ、アイスクリームなど摂取することもあります。高木さんのようにいろいろ試してみることが大切です。

■１歳７か月・胃腸炎、熱 37℃代、下痢＆嘔吐からの低血糖（自宅で療養）

【状況】 朝昼食事少量、倦怠感あり。午前中昼寝後、嘔吐２回＆下痢３回。１日を通して食事量少。その翌朝に低血糖が見られました。回復期では、少量ずつ頻回に牛乳や補食を与えて過ごしました。

時期	概要・食事		備考
療養１日目	15:00	牛乳 50cc、チーズ 18ｇ、かっぱえびせん少量	嘔吐あり
	20:00 夕食	サーモン照り焼き０ｇ、そうめん０ｇ、もやし味噌汁５ｇ、チーズ２ｇ、ソフトサラダ 1/8 枚	
	20:30	牛乳 90cc	
２日目	0:00	牛乳 100cc	
	3:00	牛乳 50cc	
	5:30	牛乳 100cc	
	7:00	牛乳 50cc	大量の下痢
	8:30	牛乳 100cc　チーズ 18ｇ	
	9:05	牛乳 50cc、チーズ 18ｇ、かっぱえびせん 24ｇ	嘔吐
	9:30 BS45mg /dl		
	10:00	牛乳 20cc　チーズ 18ｇ	少し食べられているので、まずは近医を受診し吐き気止めを処方してもらう
	10:45 BS58mg /dl　吐き気止（座薬）		
	11:00	牛乳 100cc	
	14:40	加糖ヨーグルト 80ｇ　ポテトフライ１本	下痢
	15:15 BS71mg /dl		
	16:00	牛乳 20cc　ヨーグルト２口　スナック菓子３本	少量頻回摂取を心がけてこのまま経過の観察をする
	18:00	牛乳 60cc　ポテトフライ 25ｇ　スナック菓子９本	
	20:00	牛乳 20cc	
	23:00	牛乳 70cc、チーズ 10ｇ、かっぱえびせん３ｇ	
	食べなかったもの	⇒だし粥、卵豆腐、味噌汁、だしスープ、茶碗蒸し、OS－１（経口補水液）、クロワッサン、サーモン刺身	
３日目	2:00	牛乳 50cc	下痢２回　嘔吐１回
	8:00	牛乳 100cc	
	8:40	加糖ヨーグルト 50ｇ、ポテトフライ 25ｇ、チーズ５ｇ	
	10:00 BS87mg /dl		
	11:00	牛乳 30cc	
	12:30	牛乳 120cc　ポテトフライ 15ｇ　唐揚げ 1/3 個	
	16:00	牛乳 100cc　ポテトフライ 15ｇ	
	19:00	牛乳 10cc、ポテトフライ５ｇ、枝豆天５ｇ、加糖ヨーグルト 60ｇ	下痢・嘔吐
	20:30	牛乳 50cc	
	22:00	牛乳 60cc	下痢２回　嘔吐１回
		食欲はまだあまりないものの、解熱し吐き戻しも少なくなり、水分は摂れている。うんちはまだ泥状。普段加糖ヨーグルトは食べなかったが、今回は好んで食べ、血糖値回復に役立った。	
４日目	0:00	牛乳 20cc	
	3:00	牛乳 60cc	
	7:30	牛乳 100cc	
	8:15	加糖ヨーグルト 50ｇ、クラムチャウダー 10ｇ、スクランブルエッグ 30ｇ、ミルクパン１口、だし粥２口、海苔 1/2 枚	下痢４回
	11:00	牛乳 100cc、ソフトサラダ２口	
	12:30	鶏肉のおろし煮スパゲティー 90ｇ、無糖ヨーグルト 50ｇ、牛乳 150cc	
		食欲は少しずつ回復し、普段大好きで消化が良さそうなメニューを数種類出して、食べられるものを食べさせ、回復に務めた。今後は食欲がなくなった２日目以降は、主治医で点滴をお願いしようと考えました。	

藤谷のワンポイントアドバイス

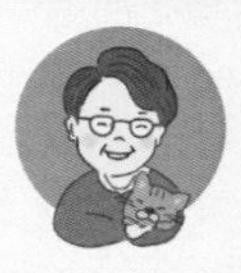

体調不良時は血糖値が不安になります。これは、血糖の調整にホルモンがかかわっていることも関係しています。必ずしも低血糖となるだけでなく、高血糖となることもあります。低血糖がみられるととても不安になりますが、高木さんのように慌てずに、頻回に飲める時に、食べられる時に、飲める量、食べられる量を頻回に与えてあげてください。

嘔吐や下痢は、何かを摂取した後に起こることが多いですが、それは「摂取」ということがきっかけになって消化管の運動がおこることも一つの理由です。少しづつ、摂取させることによってこういった反射的な運動は起こりにくくなる可能性もあります。

1歳7か月の時のsickdayでは、高木さんは一回の量は20～80mlと頻回に少量ずつ牛乳を摂取させています。合計740mlの牛乳を摂取できています。加えてチーズやスナック菓子など合わせると950kcal、たんぱく質45g程度の栄養摂取量を維持できています。その他にだし粥や茶わん蒸し、経口補水液などいろいろなものを試されていますが、結果として乳製品中心の食品となっています。

私が栄養相談させていただいている方も、このように乳製品は摂取できているということが多いように思います。

■2歳11か月・高熱明けの低血糖（自宅で療養）

時期	概要・食事		備考
療養1日目		昼ごはんいつもより少なく　発熱38.6℃	高熱の割には本人けろっとしているが、解熱の座薬使用
	18:00 体温40.5℃	チキンスペアリブ25g　ポテトフライ5g	
	20:00	牛乳40cc	
2日目	7:30	牛乳40cc、目玉焼き25g、たらこパスタ35g、加糖ヨーグルト15g、ゼリー小2個	
	10:00	牛乳20cc	
	12:00	ラーメン（麺15g、卵35g）、ハンバーグ10g、牛乳30cc	食後嘔吐
	14:00	ポテコ1/2袋、ゼリー小2個、ラムネ3粒	
	18:00	ホッケ開き25g、エビ天ぷら10g、けんちんうどん（麺30g、具5g）、チーズ1口、ゼリー小2個	
	20:00 体温37℃代	ポテコ4g、牛乳50cc	平熱ではないが、少しずつでも食べられているので、そのまま夜中も寝かせた。
3日目	起床時 BS28mg/dl	朝、汗はかいておらずパッと見分かり難かったが、いつもより「ゼイゼイ」「ハアハア」しており、慌てて血糖測定28mg/dL。	
	7:30	牛乳200cc、ラムネ約10g（0.7g×14粒）を少しずつ与える。	
	8:00 BS161mg/dl		
		→高熱の際は、体力消耗が激しく、予想以上に血糖値が下がった。こういう際は夜間も牛乳を頻回で与えないといけない。	
	9:00 BS109mg/dl	目玉焼きマヨネーズ23g、たらこパスタ35g、加糖ヨーグルト2口、けんちん汁0、チーズ2口、牛乳30cc、ゼリー小1個	
	11:30	牛乳30cc、ポテコ少々、チーズクッキー小1/2、じゃがりこ4本、ポテトフライ40g	
	14:00	いくら卵丼3口、サーモン&マグロ刺0g、けんちん汁、エビフライ5g、ゼリー小1個、牛乳50cc	
	15:00	ポテコ4g、ラムネ5g、牛乳50cc	
	18:00	たらこパスタ40g、エビフライ3g、けんちん汁0、ポテトフライ0、牛丼（ごはん&温泉卵のみ）3口、ポテトチップ15g、牛乳50cc、ゼリー1個	
	20:00	牛乳150cc	平熱ではないが、少しずつでも食べられているので、そのまま夜中も寝かせた。
	23:00	牛乳	
4日目	2:00	牛乳	
	5:00	牛乳	
	8:30 BS78mg/dl	牛乳30cc	
	9:45	目玉焼きマヨネーズ48g、ふりかけおにぎり30g、ポークビッツ5g、牛乳50cc、ホットケーキ&バター5口	

藤谷のワンポイントアドバイス

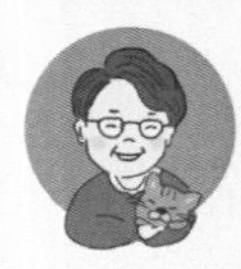

1歳7か月から約1年後、3年半後にも低血糖の症状がみられる状況になりました。お母さまは糖質の多い食品を続けて摂取することで低血糖になったと判断されているようですが、私はお母さまとは異なった意見です（お母さまの判断の方が正しい見方なのかもしれません）。

2歳11か月時、低血糖がみられる前日のエネルギー摂取量は600kcal、たんぱく質27.7ｇ、脂質28.6ｇ、炭水化物56.1ｇ、PFC比は19:43:38とエネルギーバランスは、とくに糖質が多いわけでなく、エネルギーが不足していることで糖質も不足となっています。あと牛乳を600ml（100mlずつ6回）摂取できていると、970kcal、たんぱく質46ｇ、炭水化物84.9ｇとなり、翌日低血糖のリスクは減ったように思います。

牛乳100mlとチーズ20ｇは同じエネルギー量となりますので、チーズでもよかったのかもしれません。状況によって摂取できるものが違うと思いますので、色々試してみる、そして飲めるもの、食べられるものを頻回に摂取させるということが大切だと思います。

もともと糖質摂取量が少ないシトリン欠損症の子どもは、夜間の間に糖質量が不足してくる傾向にあるようです。体調不良時は食事摂取量の如何に関わらず、早朝の低血糖が心配です。就寝前もしくは夜中に1回くらいは乳製品などを摂取させることが必要のように思います。

■ 5歳2か月・お腹の風邪、嘔吐後1日半食欲なく、糖質ばかりの食事からの翌朝低血糖

【状況】 朝昼嘔吐後1日半食欲なく、糖質ばかりの食事からの翌朝低血糖が見られた。

時期	概要・食事		備考
療養1日目	7:00 朝食	通常の食事	大量の嘔吐
	11:00		
	12:00 昼食	食パン8枚切り1/2	昼食後、夕食まで起きない。
	12:30 BS78㎎/dl		
	18:00 BS76㎎/dl	たらこスパゲティ少し、タコ焼き3個	
	20:00	飲むヨーグルト少量　ラムネ少量	
2日目	0:00	ラムネ少量	
	7:00	ラムネ少量3粒、加糖ヨーグルト	
	7:30 BS87㎎/dl		
	10:00	糖質主体のおやつ	
	12:00	チーズ20ｇ、タコ焼き3つ、牛乳少々	
	18:00	たらこスパゲティ、牛乳少々	
	18:30 BS82㎎/dl		
3日目	7:00	鮭おにぎり（鮭80ｇ、ご飯70ｇ）、チーズ少し	
	10:00	糖質主体のおやつ	だんだん元気になって走り回っている。
	12:00	カレールーのみ、たらこスパゲティ、チーズ	
	18:00	たらこスパゲティ、チキンスペアリブ4本、	
	18:30 BS79㎎/dl		
4日目	7:00 BS24㎎/dl	⇒ぐったりして起き上がれずすぐ寝てしまう。手足は温かく、話に応答できていたが、血糖測定する。	救急車で病院に行くことも考えたが、食事を少しでもとれていたので様子を見ることにした。
	朝食	焼きおにぎり小2個、牛乳少々、甘いガム1個	
	7:30 BS55㎎/dl		
	10:00 BS64㎎/dl	ソフトクリーム小1つ	
	12:00 昼食	たらこおにぎり小1、海老天小2.5本	食後嘔吐
	→大量に吐いてしまったが食後暫くしてからだったので、血糖値はそこまで低くなかった。その後も少しずつ食べられていたので様子見をした。		
	12:30 BS69㎎/dl		朝方血糖値が低くなる可能性があるので、夜間補食を摂らせた。
	15:00	ポテトチップス少量	
	18:00 夕食	サーモン刺身60ｇ、ドリア40ｇ	
	18:30 BS78㎎/dl		

5日目	0:00	牛乳 100cc、チーズ3枚、海老せんべい2枚	
	7:00 朝食	目玉焼きマヨネーズ、ドリア	
	7:30 BS82mg /dl		
	10:00	チーズ1枚	
	12:00	鉄火巻3個、唐揚げ1個、焼き鳥（皮）少し	
	15:00	牛乳少し、チーズ1枚	
	18:00	サーモン刺身、イカ刺身、ドリア100g、牛乳少し	
	18:30 BS108mg /dl		
6日目	0:00	牛乳 100cc、チーズ3枚、海老せんべい1枚	
	→体調不良時、糖質ばかりの食事が続くと、低血糖が起きやすい。（一般的に）月齢が上がってきていても、時間があく時は（夜間など）補食を摂らせた方が良さそう。		

藤谷のワンポイントアドバイス

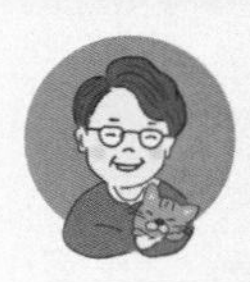

5歳の時の低血糖も同様に食事摂取量が少ないことが低血糖の理由だと思いますが、もう一つの key word は「時間」だと思います。

1日目に飲むヨーグルト、ラムネを各少量ずつ、そして 0:00 にもラムネを摂取しています。それぞれ糖質主体の食べ物ですが、血糖値は 80mg /dl 代を維持できているようです。

2日目から3日目にかけても糖質中心の食事ですが、3日目の午後になるとチキンスペアリブやチーズといったシトリン欠損症の特有の食事が摂取でき、元気になってきています。きっとおなかの風邪そのものは改善してきて体調もよくなってきていたのだと思います。

2日目まではあまり動けず、体を動かすためのエネルギー消費は少なかったので、18:30 から朝まで何とか元気を保てていたのではないかなと思います。もしかすると3日目の朝に血糖値を測定していたら少し低かったかもしれません。いつもよりももごはんの量は多いように思いますので、少し血糖値は低かった可能性もあるかもしれません。

そして動き回れるようになってきた3日目の夕食は食べれるようになってきたとはいえ、量そのものは少なかったと思います。子供の活動に費やすエネルギーは非常に大きく、食事量が十分もとに戻っていないけれど元気に動き回っている時は、「低血糖に注意が必要かもしれないな」とS君の状況を見て改めて思いました。

4日目のお母さまの「朝方血糖値が低くなる可能性があるので夜間補食を摂らせた」は Nice play だと思いました。観察するということの大切さを改めて感じています。

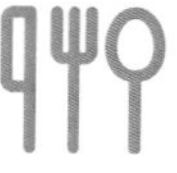

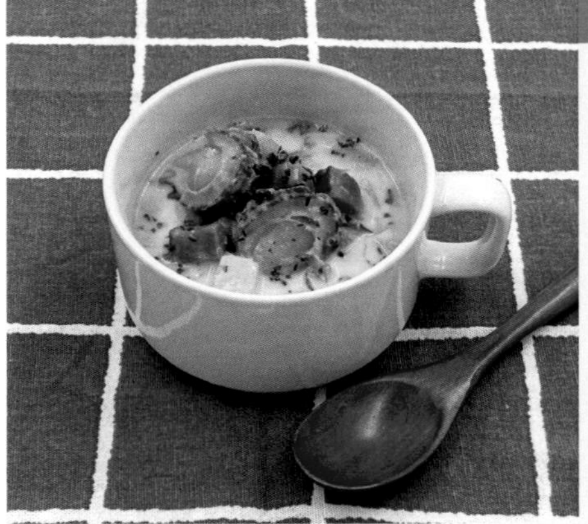

野菜を使ったレシピ・切り方、味付けでひと工夫　スープ

野菜たっぷり チーズクラムチャウダー

小麦粉を使わず、大豆粉で作るチャウダー
チーズクリーム味とホタテの旨味で野菜を美味しく！

材料（4人分）

・ベビーホタテ…100ｇ
・ベーコン…50ｇ
・玉ねぎ…50ｇ
・ブロッコリー…100ｇ
・きのこ…50-100ｇ
・かぶ…80ｇ（葉付き）
・じゃがいも…100ｇ
・にんにく…1片
・大豆粉…大さじ1
・牛乳…300cc
・チーズ…30ｇ
・バター…5ｇ
・オリーブ油…大さじ1/2
・ローリエ…1枚
・ブイヨン…2個
・塩こしょう…少々

ポイント

ホタテの代わりにあさりを使っても！

【糖質コメント】
じゃがいもの量は体調に合わせて。
大豆粉の代わりに小麦粉でも！粉類は入れなくても作れます。

チーズ味の効いたクリームスープで野菜も美味しく食べれちゃう！

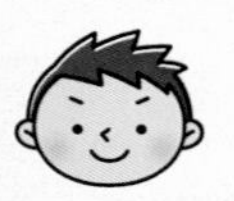

作り方

① ベビーホタテは半分に切り、ベーコンは1cm幅、野菜は皮をむくものはむいて1cm角、にんにくはみじん切りにする。
② 鍋にベビーホタテと水50ccを加熱し、煮立ったら取り出す。
③ オリーブ油でにんにく、ベーコン、玉ねぎを炒め、残りの野菜を加えしんなりするまで炒める。
④ 大豆粉を振り入れ炒め、水200cc、ブイヨン、ローリエを入れ、野菜が柔らかくなるまで煮込む。
⑤ ②、牛乳、チーズを加え軽く煮立てたら、バター、塩こしょうで味を調え、お好みで刻みパセリを散らす。

栄養素（1人分）　213kcal（タンパク質：13.9ｇ　脂質：13.3ｇ　炭水化物：14.9ｇ）　PFC比24：51：25

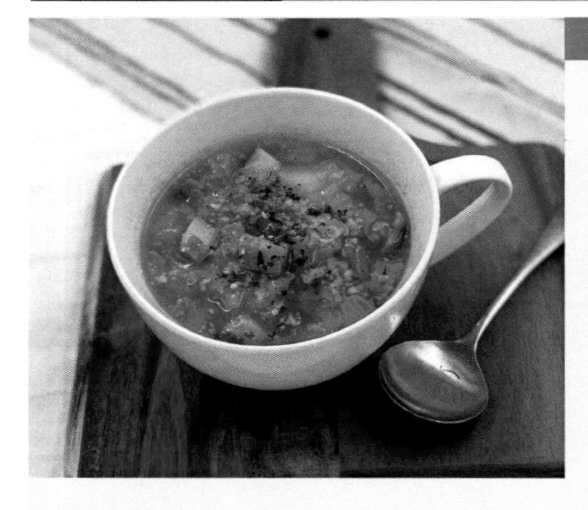

野菜を使ったレシピ・切り方、味付けでひと工夫　スープ

トマトで作るミネストローネ

トマト水煮でなく、フレッシュトマトで作ると
驚くほど食べやすくなる！

材料（4人分）

・ベーコン…50ｇ
・玉ねぎ…50ｇ
・トマト…150ｇ
・きのこ…100ｇ
・キャベツ…150ｇ
・じゃがいも…100ｇ
・にんにく…1片
・オリーブ油…大さじ1/2
・ローリエ…1枚
・ブイヨン…2個
・塩こしょう…少々
・粉チーズ…適量

ポイント

大豆水煮を入れると食べ応えあるスープに！

【糖質コメント】
じゃがいもの量は体調に合わせてください。

ケチャップみたいな味がしなくて、とっても食べやすいよ。

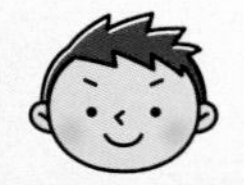

作り方

① ベーコンと野菜は全て1cmの角切り、にんにくはみじん切りにする。
② 鍋にオリーブ油とにんにくを熱し、香りが出たらベーコンと玉ねぎを炒め、残りの野菜を加えてしんなりするまで炒める。
③ 水500cc、ブイヨン、ローリエを入れて野菜が柔らかくなるまで煮込む。
④ 塩こしょうで味を調え、お好みで粉チーズ、刻みパセリを散らす。

栄養素（1人分）　114kcal（タンパク質：4.2ｇ　脂質：6.9ｇ　炭水化物：11.7ｇ）　PFC比14：49：37

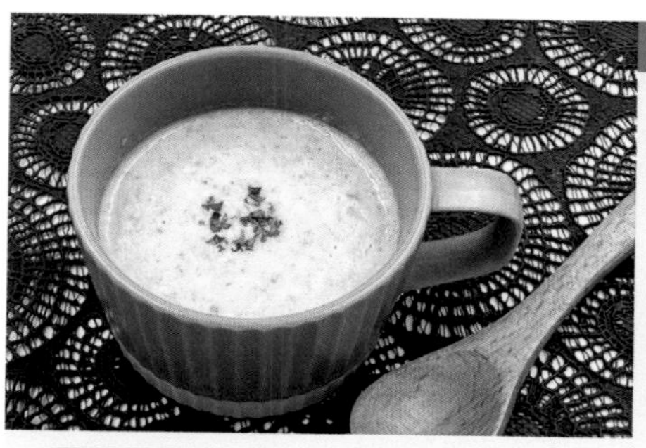

野菜を使ったレシピ・切り方、味付けでひと工夫　**スープ**

ごぼうのポタージュスープ

ベーコンの隠し味がきめ手！玉ねぎを使わない
クリーミーなごぼうのポタージュスープ

ごぼうの味はあまり好きじゃないけど、クリーミーな味にすると美味しいな！

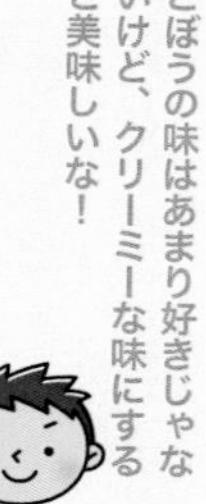

材料　作りやすい量（4人分）

- ごぼう…100g
  （皮を剥き薄切りにして水にさらす）
- 長ねぎ…30g（薄切り）
- じゃがいも… 80g
  （皮を剥いて薄切り）
- ベーコン… 20g（1cm 幅）
- オリーブ油…適量
- 塩こしょう…少々
- コンソメ…小さじ1

A
- 牛乳…300cc
- 生クリーム…50cc
- みそ…小さじ1弱

作り方

① フライパンにオリーブ油小さじ2を熱し、ベーコンがキツネ色になるまで炒める。
② ごぼう、長ねぎ、じゃがいもを炒め、水200cc、コンソメを加え、弱火で20分間程度煮る。（水分が少なくなったら水を足す）
③ 粗熱を取りミキサーで撹拌。鍋に戻しAを加えあたため、塩こしょうで味を整える。お好みで刻みパセリとオリーブ油を加える。

ポイント

ブロッコリーやコーンでも応用できます！

【糖質コメント】
じゃがいも入りなので体調に合わせてお召し上がりください。

栄養素（1人分）　167kcal（タンパク質：4.7g　脂質：12.5g　炭水化物：12.5g）　PFC 比 10：62：28

野菜を使ったレシピ・好きな食材と一緒に　**サラダ**

ボイルキャベツとホタテの和えサラダ

シーフードとドレッシングやマヨネーズを和えて
野菜を手軽に美味しくたっぷりと！

材料（4人分）

- キャベツ…300g
  （大きめの千切り）
- ベビーホタテ…100g
  （半分に切り、サッと茹でる）
- ドレッシング…適量
  （お好みのもの）
- 白こしょう…少々
  （お好みで）
- 塩…適量

作り方

① キャベツは塩2つまみを揉み込み、ふんわりラップをかけてレンジで600w3分間加熱する。
② ①を絞り、ベビーホタテ、ドレッシングとよく和え、お好みで白こしょうも和える。

生野菜は苦手だけど、これなら食べやすい。ドレッシングは多めが美味しいな！

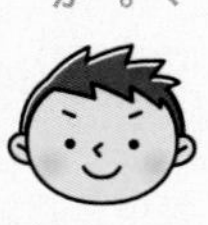

ポイント

- キャベツに塩をもみ込むことで、味馴染みよく、食べやすくなります。
- ベーコン、シーフードミックスでも！

栄養素（1人分）　48kcal（タンパク質：4.7g　脂質：1.7g　炭水化物：5.1g）　PFC 比 34：28：38

野菜を使ったレシピ・調理法でひと工夫！　**揚げ物**

モロヘイヤのパリパリ揚げ

苦手な野菜も揚げ物で美味しく!!

材料

- モロヘイヤ…お好み量
  （茎を切り落とす）
- 揚げ油…適量
- 塩…少々

パリパリしてて、いくらでも食べられちゃうよ。

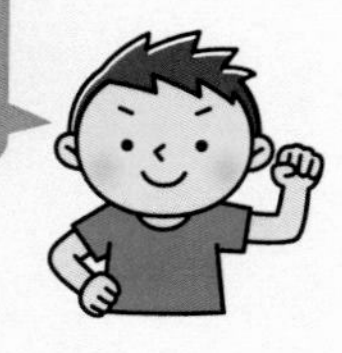

作り方

① モロヘイヤはサッと洗い、キッチンペーパー等で水気をとる。
② 油を170℃に熱し、モロヘイヤの葉を揚げる。
③ 油を切り、塩をふる。

ポイント

- 揚げすぎると苦みが出るので短時間で揚げてください。
- 水にさらした薄切りごぼう、大葉でも美味しく作れます。

栄養素（1人分）　37kcal（タンパク質：1.4g　脂質：3.2g　炭水化物：1.9g）　PFC 比 14：68：18

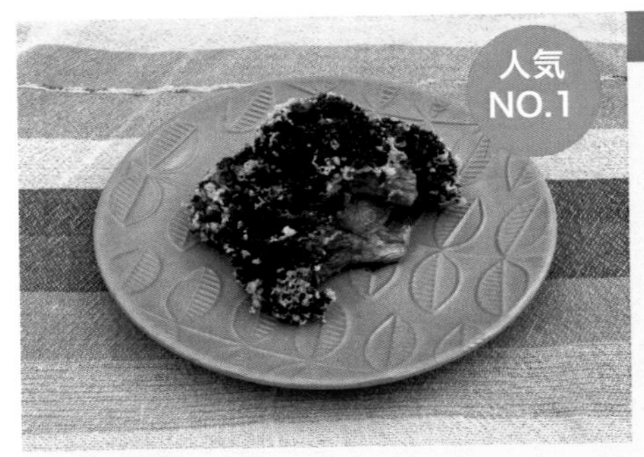

野菜を使ったレシピ・調理法でひと工夫！　揚げ物

ブロッコリーの唐揚げ

大好きな唐揚げで野菜をもっと美味しく!!

僕のおススメ！
美味しくて何個でも食べられちゃう!!

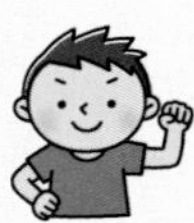

材料（1～2人分）

- ブロッコリー…100g
（子房に切り分ける）
- 白だし…大さじ1
- おろしにんにく…小さじ1/3
- 塩こしょう…少々
- 片栗粉…適量
- 揚げ油…適量

ポイント

茹でたけのこでも美味しく作れます！

【糖質コメント】
衣は大豆粉でも代用可。体調に合わせてください。

作り方

① ブロッコリーは、白だし、おろしにんにくを加えて10分ほどおく。
② 軽く水気を切り、片栗粉をまぶして、180℃の油で2分程度揚げ、軽く塩こしょうする。

栄養素（1人分）　195kcal（タンパク質：5.8g　脂質：15.6g　炭水化物：12.3g）　PFC比11：66：23

野菜を使ったレシピ・好きな味付け　ソテー

オススメです!!

ほうれん草のカルボナーラ風

大好きなカルボナーラ味で野菜をもっと美味しく！

材料（2人分）

- ほうれん草…200g（1束）
（根元を落として5cm幅に切る）
- ベーコン…20g（1cm角に切る）

A
- 黄身…2個
- 粉チーズ…大さじ2
- 牛乳…大さじ1

（Aは予め混ぜ合わせておく）
- コンソメ…小さじ1
- オリーブ油…小さじ1
- 塩こしょう…少々

作り方

① ほうれん草は塩（分量外）を入れた湯でサッと茹で、水に浸してから水気を絞る。
② フライパンにオリーブ油を熱し、ベーコンをキツネ色がつくまで炒め、①とコンソメを加え炒め、塩こしょうする。
③ 一旦火を止め、Aを入れよく混ぜる。弱火でトロミがつくまで軽く加熱し、お好みで粉チーズ（分量外）をふる。

ポイント

ブロッコリーやお好みの野菜でも美味しく作れます。

カルボナーラ味だと本当に美味しいよ！
おかわりしちゃう味だよ。

栄養素（1人分）　212kcal（タンパク質：11.4g　脂質：18.8g　炭水化物：4.3g）　PFC比20：73：7

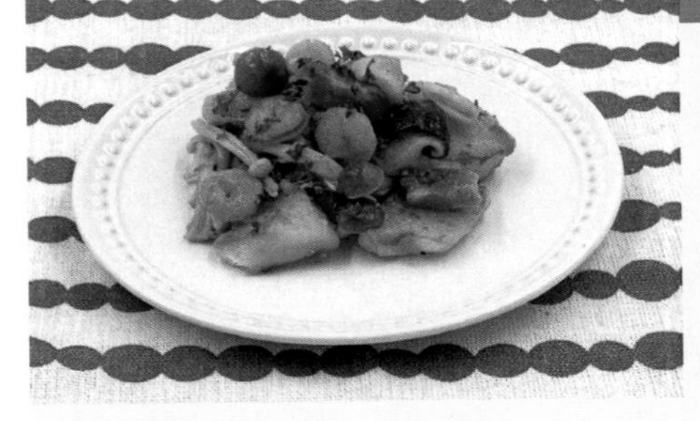

野菜を使ったレシピ・好きな味付け　ソテー

ポテトとシーフードミックスの塩バターソテー

隠し味のガーリックパウダーが味のきめ手!!

美味しくてきのこをいっぱい食べられちゃう！
僕のおススメ！

材料（4人分）

- じゃがいも…100g
（皮を剥き半分にして5㎜の厚切り。電子レンジで600w2分間柔らかくなるまで加熱）
- きのこ…100g
（石づきを取り、おこのみの大きさに切る）
- シーフードミックス…100g
（塩水につけて解凍。水気を取る）
- ベーコン…20g
（お好みの大きさに切る）
- バター…10g
- オリーブ油…10g
- ガーリックパウダー… 少々
- 塩こしょう…適量

ポイント

塩茹でしたアスパラガスやお好みの野菜でも美味しく召し上がれます。

【糖質コメント】
じゃがいもの量は体調に合わせてください。

作り方

① フライパンにオリーブ油を熱し、ベーコンをキツネ色になるまで炒め、きのこ、じゃがいも、シーフードミックスを加えて、強火で焼き付けるように炒める。
② 火が通ったらバターを加え、ガーリックパウダー、塩こしょうで味を整え、お好みで刻みパセリを散らす。

栄養素（1人分）　99kcal（タンパク質：5.8g　脂質：6.8g　炭水化物：5.7g）　PFC比22：57：21

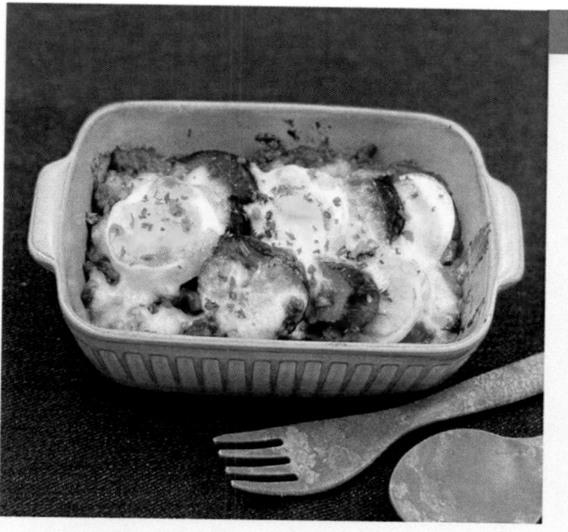

野菜を使ったレシピ・好きな味付け　**グラタン**

ナスのミートグラタン

ナス嫌いも克服?! きのこも摂れるミートグラタン！
茹で卵でボリュームUP !!

材料（4人分）

・牛豚ひき肉…280g
・ナス…250g
（1cm輪切り。水少々を振り電子レンジ600w3分間加熱）
・きのこ…100g
・玉ねぎ…50g
・にんにく…1片
（ナス以外みじん切り）

A
・トマト水煮…200g
・ソース…大さじ1弱
・コンソメ顆粒…小さじ1弱
・塩こしょう…適量

・オリーブ油…小さじ2
・ピザ用チーズ…適量
・卵…お好み量（茹でて輪切り）

作り方

① オリーブ油を熱したフライパンでにんにくと玉ねぎを炒め、ひき肉を加え色が変わるまで炒める。
（脂が気になる方は、キッチンペーパーで吸い取る）
② ナス、きのこ、A、水大さじ3-4程度を加え5分間程煮込み、塩こしょうして、ナスがしんなりして程好い水分量になったら火から下ろす。
③ 耐熱容器に②を入れ、チーズ、卵をのせ、オーブントースターでチーズが溶けるまで加熱する。お好みで刻みパセリを散らす。

ポイント

ナスが苦手な方は、大きめのさいの目切りにすると食べやすくなります！

トマトは嫌いだけど、このミートソースはお気に入り。ナスがとっても美味しくなるよ。

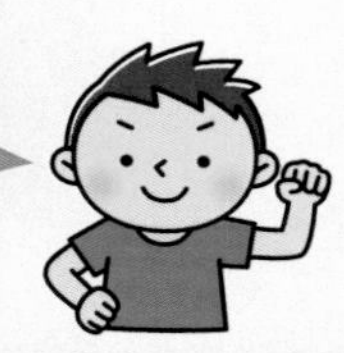

栄養素（1人分）　367kcal（タンパク質：25.5g　脂質：27.6g　炭水化物：9.7g）　PFC比26：64：10

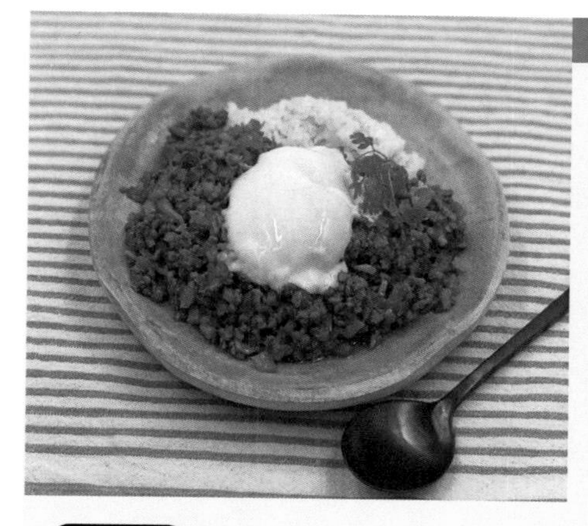

野菜を使ったレシピ・切り方、食材でひと工夫　**煮込み**

たっぷり野菜のドライカレー

カレールーを使わないから食べやすい！
野菜もたっぷり摂れる!!
これで息子はピーマンも食べられるようになりました

材料　作りやすい量（2～3人分）

・牛豚ひき肉…350g
・ナス…100g
・きのこ…100g
・ピーマン…50g
・ブロッコリー…100g
・にんにく…1片
・しょうが…1/2かけ
・ブイヨン…8g

A
・カレー粉・コリアンダーパウダー
・クミンパウダー …各小さじ1
・中濃ソース…大さじ1弱

・オリーブ油…小さじ1
・塩こしょう… 少々
・温泉卵・白飯…お好みで

作り方

① 全てみじん切りにする。
② 鍋にオリーブ油を熱し、にんにくとしょうがを香りが出るまで炒める。ひき肉を加え色が変わったら、野菜をを入れてしんなりとするまで炒める。
③ ブイヨンを加え、蓋をして野菜が柔らかくなるまで煮込む。（水気が足りなければ途中で少量ずつ加える）Aを加え更に煮込み、塩こしょうで味を整える。
④ 白飯、カレー、温泉卵を盛り付ける。

ポイント

高野豆腐、厚揚げ、大豆水煮を加えてボリュームアップしても！辛いものが苦手な方は、スパイスを少なくしてください。

【糖質コメント】
白米は体調に合わせて。鶏ハム、豆腐、炒り卵と食べても！

肉を感じるドライカレー。野菜がいっぱい入っているのは全然気にならないよ。

栄養素（1人分）　485kcal（タンパク質：31.8g　脂質：30.2g　炭水化物：29.1g）　PFC比24：53：23

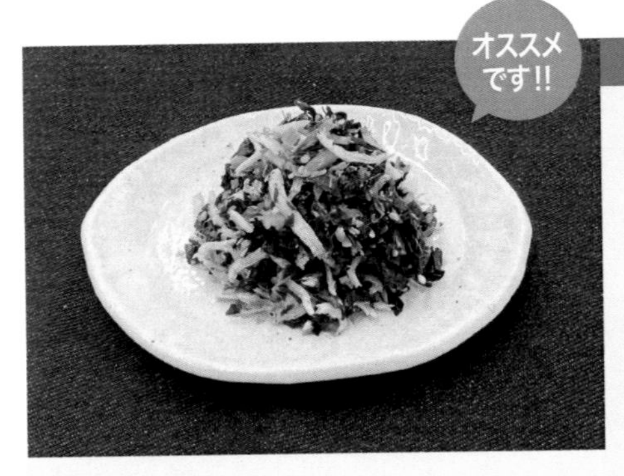

野菜を使ったレシピ・好きな食材と一緒に　**ふりかけ**

おかわり！大根菜としらすのふりかけ

ごはんだけでなく、お豆腐や納豆のトッピング
パンにのせてチーズとトーストしても！

材料（作りやすい量）

- 大根菜…150g
- しらす…50g
- ゴマ…大さじ2
- かつお削り節…1パック
- ゴマ油…大さじ1
- 塩…適量

作り方

① 大根菜は、塩を入れた湯で柔らかく茹でる。水に放ちアクをぬき、よく絞って5mm幅に刻む。
② フライパンでゴマ油を熱し、大根菜と塩を加えてよく炒め、しらす、ゴマ、かつお削り節を加え、サッと炒める。

ポイント

薄味に作ると、たくさん食べられます。

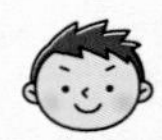

弟といつも取り合いながら食べてるふりかけだよ（笑）

栄養素（1人分）　31kcal（タンパク質：2.3g　脂質：2.2g　炭水化物：1.2g）PFC比28：58：14

アレンジ塩レシピ　**煮魚**

魚の塩煮（マース煮風）

出汁の効いた塩味で、お魚の美味しさを引き出す！
甘辛のしょう油味の煮魚が苦手な方は、是非お試しください

材料（2～3人分）

- お好みの魚…500g（切り身、一匹でも）
- 塩…適量
- かつお節…2g

A
- しょうが…10g（薄切り）
- ねぎ…15g（5cmぶつ切り）
- 昆布…5cm

作り方

① ウロコと内臓を取った魚は（大きめの魚は適当な大きさに切り、切れ目を入れ）、塩をふりしばらく置く。
② ①にたっぷりのお湯をかけ、流水で血や汚れを取り除く。（霜降り）
③ 鍋に水400cc、A、塩小さじ2弱を煮立て、②、かつお節を加え、落し蓋をして、魚に火が通るまで中火で10分程度煮る。

ポイント

いさきや鯛、いしもち等白身のお魚、鮭、カレイ、サバでも美味しくできます！

お店で売ってる魚の甘辛の煮魚と全然違って、とても食べやすいよ。

栄養素（1人分）　191kcal（タンパク質：28g　脂質：9.1g　炭水化物：1.3g）PFC比56：41：3

アレンジ塩レシピ　**炒め物**

甘さ控えめチンジャオロース

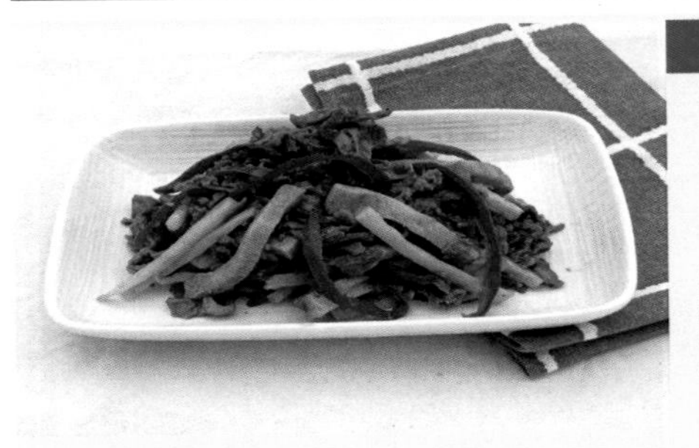

塩味ベースで甘さと片栗粉を控えめにしたチンジャオロース
高野豆腐でボリュームアップ!!

材料（4人分）

- 牛こま切れ肉（豚肉でも）…400g（細切りにして下味をもみ込む）
- ピーマン…150g（タネを取り細切り）
- たけのこ水煮…150g（細切り）
- 高野豆腐…15g（ぬるま湯で戻して軽く絞って細切り）

肉下味
- 塩…1g
- すりおろしにんにく…小さじ2
- 片栗粉…小さじ1

A
- しょう油…小さじ1/2
- オイスターソース…大さじ1
- 鶏ガラスープの素…小さじ1
- 塩…少々

- ゴマ油…大さじ1

作り方

① フライパンにゴマ油を熱し、牛肉の色が変わるまで炒め、野菜と高野豆腐を加え中火で炒める。
② 野菜に火が通ったら、Aの調味料を加えさっと炒める。お好みでゴマ油を回しかける（分量外）。

ポイント

- 高野豆腐の代わりに厚揚げを加えても！
- ピーマンは白い部分とタネをしっかり取り、縦細切りにして火を良く通すと食べやすいです。

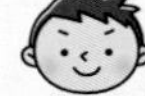

美味しく食べられる組み合わせ。甘さをあまり感じない味付けだよ！

栄養素（1人分）　231kcal（タンパク質：22.8g　脂質：15.1g　炭水化物：5.1g）PFC比37：55：8

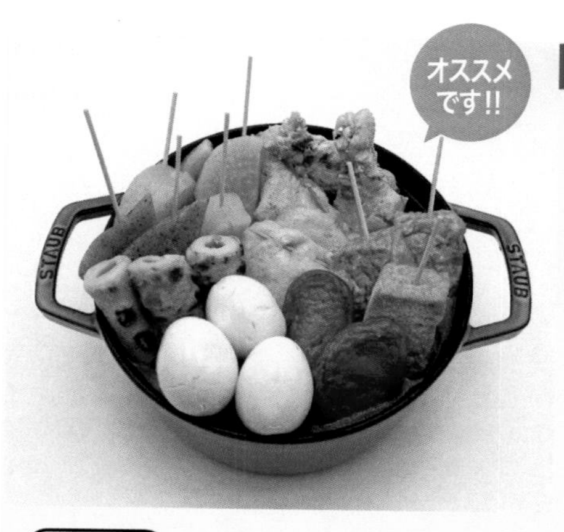

アレンジ塩レシピ　**煮物**

塩おでん

食べやすい塩味のおでん！
手羽元、鶏巾着、たまご、ウインナーでたんぱく質をプラス
お好みの具材をお好みの量で！

材料 作りやすい量（4人分）

具材
- 手羽元…8本
- 大根…300g
  （皮をむいて2㎝幅に切り、柔らかくなるまで下茹でする）
- こんにゃく…1/2枚
  （切込みを入れ下茹でする）
- ねりもの…お好み量
- たまご…5個
  （茹でて殻をむく）
- ウインナー…1袋
- 鶏ひき肉巾着…4個
  （鶏ひき肉150g、卵1/2個、塩、おろし生姜少々のあんを、半分に切った油揚げ2枚に詰め、爪楊枝で口を閉じる）
- 昆布…適量（出汁取りで使ったものでも）

- 出汁…1000cc
- 塩…小さじ2

作り方

① 出汁に、手羽元、大根、こんにゃく、昆布、塩を加え10分程度加熱する。
② 残っている具材全てを入れ、沸騰後弱火にして10分程度煮る。

ポイント

羽元の代わりに、鶏もも&胸肉、豚スペアリブ（下茹後）を入れても美味しいです。

【糖質コメント】
練り物は糖質が入っているので、体調に合わせてお召し上がりください。

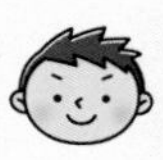

お肉もいっぱい食べられる、大好きな塩味のおでん！大根、こんにゃく、卵、昆布は特に好き！

栄養素（1人分） 494kcal（タンパク質：37.6g　脂質：34.8g　炭水化物：15.2g）PFC比29：60：11

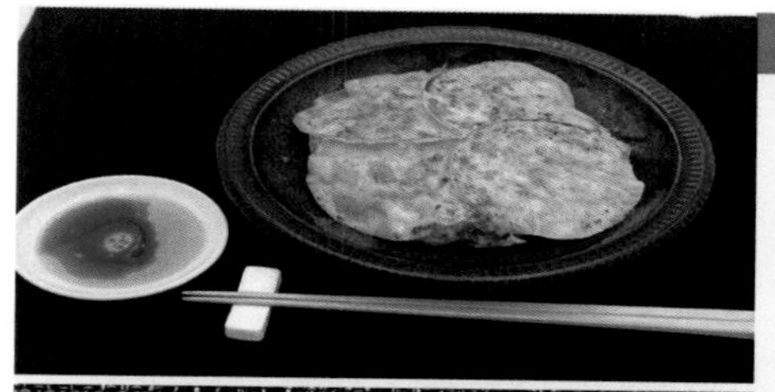

シトリンっ子と家族の取り分けレシピ　**主菜**

包まないチーズ餃子&餃子

包まない餃子は、餃子の皮を減らせる上に、包まず楽チン!!
高野豆腐を入れたあんは、肉汁をを閉じ込めとってもジューシー

材料（包まないチーズ餃子1個と餃子26個分）

あん
- 豚ひき肉…400g
- キャベツ…200g
- ニラ…100g
  （野菜はみじん切りにして塩を振り、出てきた水分を絞る）
- 高野豆腐…10g
  （すりおろし器で細かく削る）
- おろしにんにく…小さじ1
- おろししょうが…小さじ1
- しょう油…小さじ2
- 塩こしょう…少々

- 餃子の皮…30枚
- ゴマ油…大さじ1～2
- ピザ用チーズ…適量

作り方

(包まないチーズ餃子)
① あんの材料をよく混ぜ、半量にピザ用チーズを加える。
② ゴマ油をしいた小さめのフライパンに餃子の皮を4枚程度並べ、その上にあんを2センチくらいの厚さにして入れ、中火で焼く。下面が焼けたらひっくり返し、蓋をして蒸し焼きにする。
(餃子)
① あんの半量を使い皮に包んで、ゴマ油をしいたフライパンで餃子を焼き、途中で水を入れて蒸し焼きにする。

ポイント

包まない餃子は、ひっくり返す際、お皿を使うと上手く返せます。

【糖質コメント】
餃子の皮は体調に合わせて枚数を調整されてください。

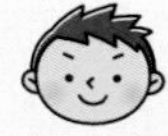

ハンバーグみたいな餃子で大好き！

栄養素（1人分） 435kcal（タンパク質：27.0g　脂質：29.7g　炭水化物：21.9g）PFC比23：58：19

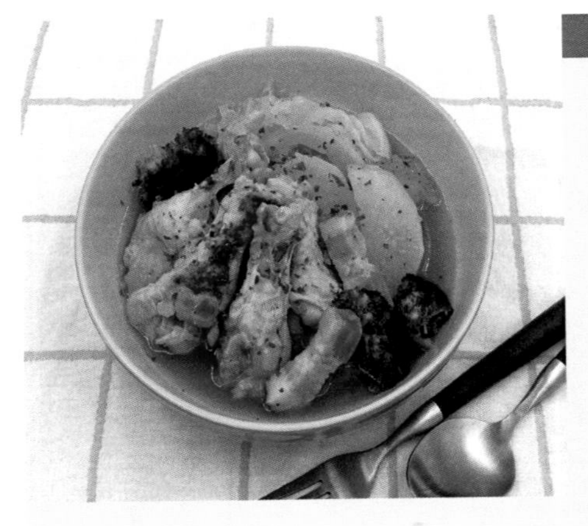

シトリンっ子と家族の取り分けレシピ　**主菜⇔主食**

ポトフからのカレーライス、シュクメルリ、スープスパゲティ

取り分けメニューにアレンジできるので
たくさん作り置きしても便利です

材料　作りやすい分量（4人分）

- 手羽元…12本
  （フォークで刺し、塩こしょうする）
- ベーコン…100g
  （1cm角の棒状に切る）
- キャベツ…500g（くし切り）
- 大根…250g
  （皮を剥いて3cm幅の半月切り、電子レンジで500w 8分間加熱）
- じゃがいも…200g
  （皮を剥き、半分に切る）
- ブロッコリー…80g
  （子房に分ける）
- ローリエ…1枚
- ブイヨン…3個
- にんにく…1片
  （みじん切り）
- オリーブ油…小さじ2
- 塩こしょう… 適量

ポイント

- 薄味で作り、最後に味を整えるようにするとアレンジしやすいです。
- 野菜はお好みのものや、ウインナーを入れても美味しく召し上がれます。

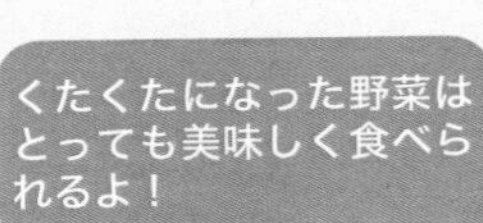
くたくたになった野菜はとっても美味しく食べられるよ！

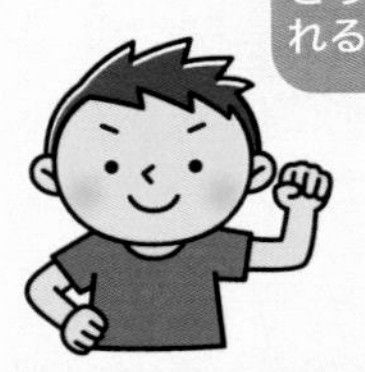

作り方

① オリーブ油を熱した大きめの鍋で、手羽元とベーコンを入れ、美味しい焦げ目が付くまで焼きつける。
② キャベツ、大根、じゃがいも、にんにく、ローリエ、ブイヨン、水1000ccを加えて煮立て、時々アクを取りながら蓋をして弱火で煮込む。火を止める5分前にブロッコリーを加え、全ての野菜が柔らかくなったら塩こしょうで味を整える。（圧力鍋で時短も可能）

栄養素（1人分）　340kcal（タンパク質：22.0g　脂質：22.7g　炭水化物：20.8g）　PFC比24：54：22

家族へのとりわけメニュー例

《カレーライス》
＋カレールー＋白飯
（ルーをプラスする。大人アレンジは更にクミンパウダーやコリアンダーパウダー等のスパイスをプラスしても。白飯と共に）

《シュクメルリ》
＋生クリーム、刻みにんにく、チーズ＋パンまたは白飯
（パンや白飯の量を調整するとシトリンっ子も美味しく召し上がれます）

《スープスパゲティ》
＋角切りトマト、水、ブイヨン、刻みパセリ＋スパゲティ
（手羽元はほぐし、野菜は細かく刻み、茹でたスパゲティと共に）

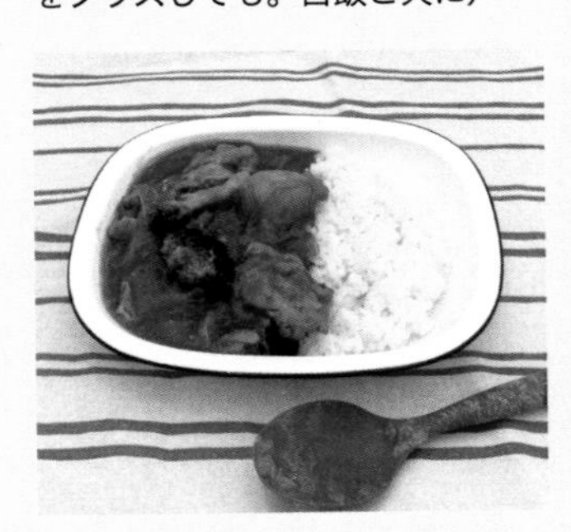

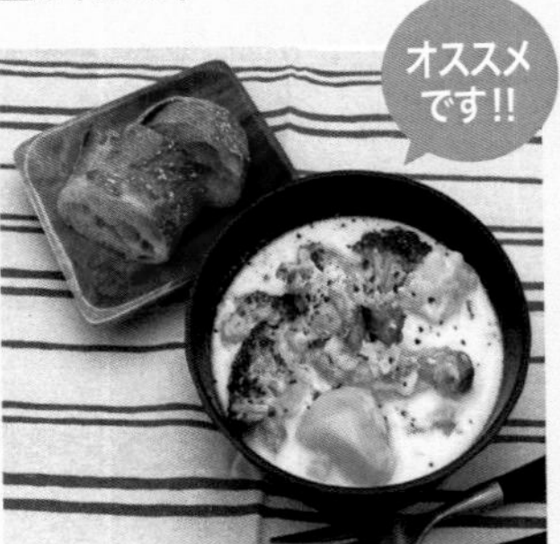
オススメです!!

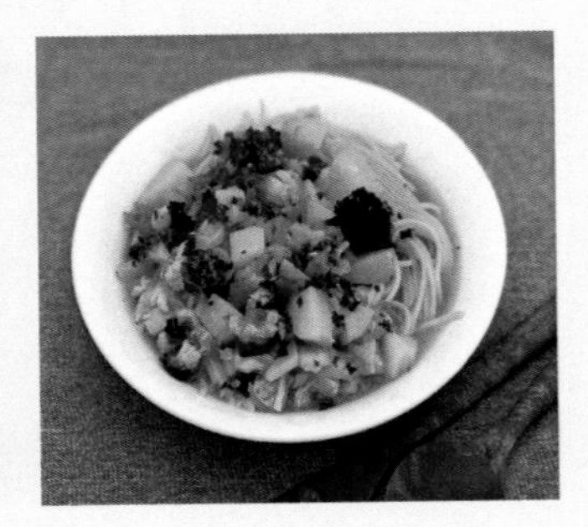

カレーライス栄養素（1人分）	465kcal（タンパク質：23.9g　脂質：26.2g　炭水化物：43.8g）　PFC比19：46：35
シュクメルリ栄養素（1人分）	616kcal（タンパク質：27.7g　脂質：43.1g　炭水化物：41.5g）　PFC比17：58：25
スパゲティ栄養素（1人分）	449kcal（タンパク質：26.0g　脂質：23.3g　炭水化物：44.3g）　PFC比21：43：36

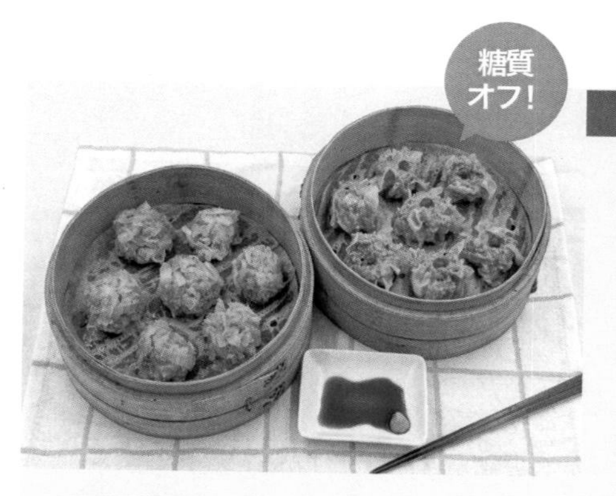

シトリンっ子と家族の取り分けレシピ　主菜

糖質オフキャベツシュウマイ＆シュウマイ

**つなぎに高野豆腐、玉ねぎの代わりに長ねぎ、皮の代わりにキャベツを使った糖質オフなシュウマイ
シトリンっ子も大好きな味!!**

材料 作りやすい量（皮を使わないシュウマイ10個、シュウマイ20個分）

A
- 豚ひき肉…500ｇ
- 長ねぎ…50ｇ（みじん切り）
- きのこ…100ｇ（みじん切り）
- 卵…１個
- 高野豆腐…10ｇ（すりおろし器で細かく削る）
- しょう油…大さじ１
- 塩…小さじ１弱
- こしょう…少々
- おろししょうが…小さじ１
- ゴマ油…小さじ１

- キャベツ…150ｇ（細切り。塩を振り、電子レンジ600w 3分間加熱後、絞る）
- シュウマイの皮…20枚
- グリンピース…適量（あれば）

作り方

① Aの材料を粘り気が出るまで混ぜる。
② タネはボール状にして、皮を使わないシュウマイは周りにキャベツをまぶし、シュウマイは皮で包んでグリンピースを飾る。
③ 蒸気の上がった蒸し器で、中火で10分程度、火が通るまで蒸す。

ポイント

- キャベツの代わりに千切りレタスや、油揚げにタネを詰めてフライパンで焼いても美味しく完成します。
- タネにピザ用チーズを加えても!!

【糖質コメント】
高野豆腐を片栗粉大さじ１でも代用可能。
体調を見ながらお召し上がりください。

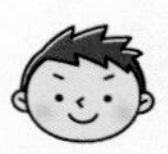

皮で包んだシュウマイはあまり好きじゃなくて、このキャベツのシュウマイなら美味しく食べられるよ。

栄養素（１人分） 450kcal（タンパク質：36.4ｇ　脂質：32.9ｇ　炭水化物：12.7ｇ）PFC比30：60：10

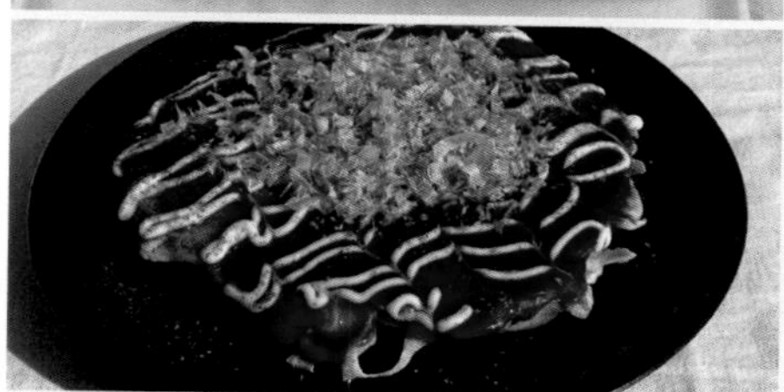

シトリンっ子と家族の取り分けレシピ　主菜⇔主食

とん平焼き＆お好み焼き

**ふんわり卵焼きの中に、たっぷりお肉＆野菜のとん平焼き
家族はお好み焼きで、みんな一緒に鉄板焼きごはん**

材料 作りやすい量（とん平焼き１個分、お好み焼き３枚分）

- 豚こま肉…250ｇ（3㎝幅に切る）
- キャベツ…400ｇ（千切り）
- 卵…４個
- 小麦粉…250g
- 顆粒だし…大さじ２（出汁250ccでも）
- 塩・こしょう…少々
- 中濃ソース… 適量
- マヨネーズ…適量
- 青のり…適量
- 紅しょうが…適量
- サラダ油…適量

作り方

（とん平焼き）
① フライパンにサラダ油を熱し、豚こま肉100ｇを焼き、キャベツ100ｇを加えてしんなりするまで炒め、塩こしょうをして取り出す。
② 塩少々を入れ溶きほぐした卵２個を流し入れ、少し固まってきたところで①をのせ、卵の両端を折りたたみ包み皿に盛り付ける。お好みでマヨネーズ、ソース、青のりをトッピングする。

（お好み焼き）
① 卵2個、小麦粉、顆粒だし、水250cc、豚こま肉150ｇ、キャベツ300ｇ、紅しょうがを混ぜ、サラダ油を熱したフライパンで生地を流し入れ焼く。
② お好みでソース、マヨネーズ、かつおぶし、青のりをトッピングする。

ポイント

（とん平焼き）
- キャベツはしんなりするまで炒め、塩味を付けると食べやすくなります。
- お好みでチーズ、卵にMCTパウダーを加えても美味しく召し上がれます。
- ソースはお好みで。かけなくても美味しく召し上がれます。

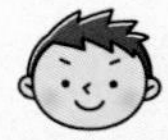

卵＆ソース＆豚肉の組み合わせが最高!!

栄養素（１人分） 516kcal（タンパク質：32.4ｇ　脂質：40.5ｇ　炭水化物：9.2ｇ）PFC比24：69：7

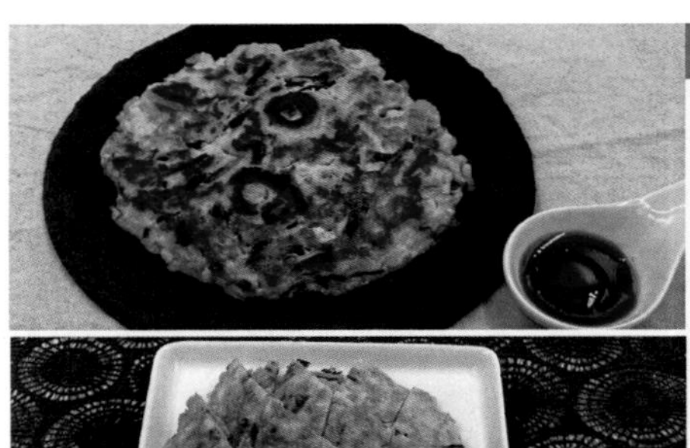

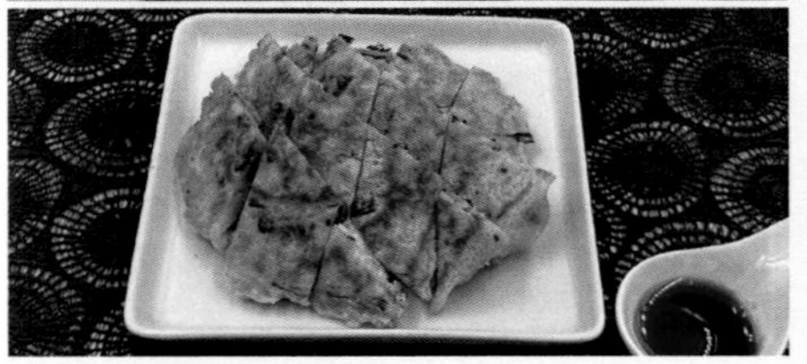

シトリンっ子と家族の取り分けレシピ　**主菜⇔主食**

鶏ひき肉のもちもちチヂミ&チヂミ

糖質オフでお腹にたまる鶏ひき肉のチヂミと
外はカリッ、中もっちり、具だくさんで大満足なチヂミ

材料

(鶏ひき肉のもちもちチヂミ２枚分)
・鶏ひき肉…200ｇ
・絹ごし豆腐…100ｇ
（滑らかに潰す）
・卵…１個
・ニラ…50ｇ（５㎝幅に切る）
・ちくわ…40ｇ（５㎜幅に切る）
・チーズ…40ｇ
・鶏ガラスープの素…小さじ２
・片栗粉…大さじ２
・水…大さじ２

(チヂミ２～３枚分)
・小麦粉…1.5 カップ
・鶏ひき肉…100ｇ
・卵…１個
・ニラ…100ｇ（5cm 幅に切る）
・ちくわ…50ｇ（５㎜幅に切る）
・チーズ…50ｇ
・鶏ガラスープの素… 大さじ 1.5
・片栗粉…大さじ３
・水…１カップ

（共通）
・ごま油、ポン酢、しょう油、
ラー油　適量

作り方

（共通）フライパンにごま油大さじ１を熱し、よく混ぜた生地を流し入れ両面をカリッと焼く。お好みでポン酢、しょう油、ラー油につけていただく。

ポイント

鶏ひき肉のもちもちチヂミは片栗粉を入れなくても焼き上がります。崩れやすいのでひっくり返す時はご注意ください。

【糖質コメント】
片栗粉でもっちりとした食感が出ますが、体調に合わせて量を調整してください。

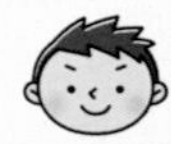

みんなと一緒にお腹いっぱい
食べられて嬉しいな！

栄養素（１人分）　477kcal（タンパク質：31.7ｇ　脂質：34.6ｇ　炭水化物：13.8ｇ）　PFC 比 26：63：11

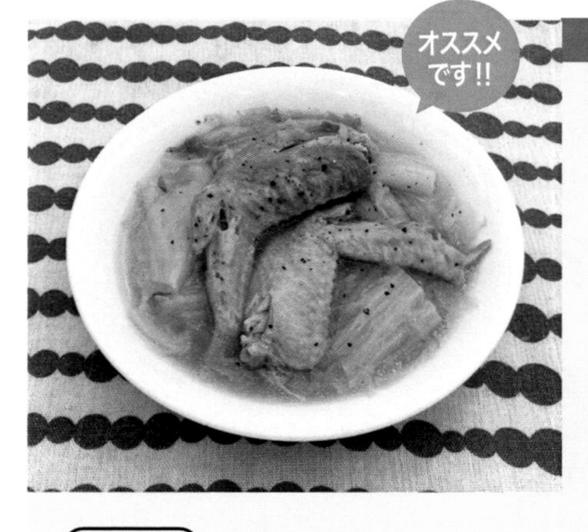

シトリンっ子と家族の取り分けレシピ　**主菜&スープ**

手羽先と白菜のとろとろスープ

手羽先の旨味が白菜にしみこみ、ほっこりやさしいお味
野菜もお肉もこの一杯でたっぷり摂れる！

材料（４人分）

・手羽先…12 本（骨に沿って切込みを入れ、塩小さじ１をふる）
・白菜…1/2 株（４cm 幅に切る）
・しょうが…１かけ（千切り）
・鶏ガラスープの素…小さじ２
・ごま油…大さじ 1/2
・塩…適量
・こしょう…少々

作り方

① 大きめの鍋にごま油を熱し、手羽元の両面を焼き色が付くまでしっかり焼く。
② 鍋に水 500cc、白菜、しょうが、鶏ガラスープを加え、手羽先と白菜が柔らかくなるまで 20 分間程度煮込み、塩こしょうする。

ポイント

・手羽元でも、きのこを入れても美味しく召し上がれます。
・離乳食にも応用可能。圧力鍋で時短しても。

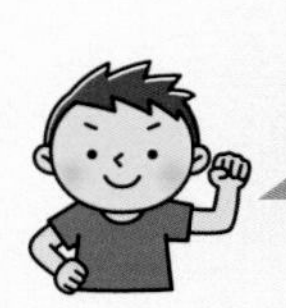

しょうがと鶏肉＆白菜の組み合わせは最高!! 僕の大好きなメニュー。

栄養素（１人分）　232kcal（タンパク質：17.5ｇ　脂質：16.4ｇ　炭水化物：7.6ｇ）　PFC 比 28：60：12

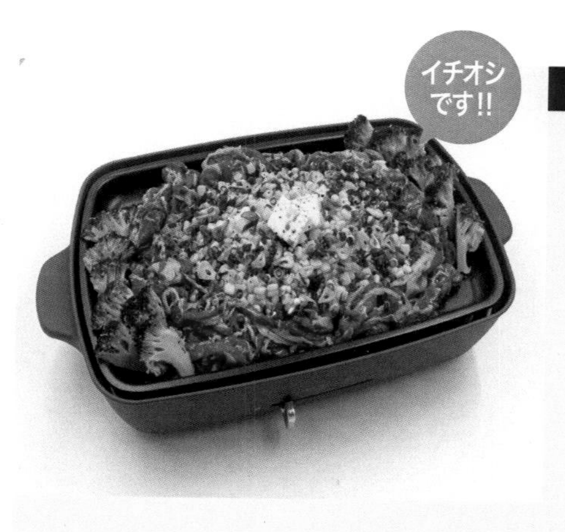

イチオシです!!

スピード重視のレシピ　**ホットプレート**

ペッパーランチ風

混ぜながら焼くだけのスピードメニュー
ホットプレートで豪華な料理に！

材料（４人分）

・牛こま切れ肉…500ｇ
（食べやすい大きさに切り、
Ａをもみ込む）
・コーン…50ｇ
・小ねぎ…1/4束（小口切り）
・バター…20ｇ
・白飯…お好み量

Ａ
・しょう油…大さじ２
・すりおろしにんにく…小さじ２

・にんにく…２片（薄切り）
・ブロッコリー…適量
（子房に分け塩茹でする）
・塩こしょう…適量
・オリーブ油 大さじ１

【糖質コメント】
シトリンっ子には肉多め、ご飯やコーンは体調に応じた量を盛り付けてください。

作り方

① ホットプレートにオリーブ油を熱し、にんにくをカリカリに炒め取り出す。
② ホットプレートに白飯、牛こま切れ肉、コーン、ブロッコリーを入れ、混ぜながら火を通す。
③ 火が通ったら塩こしょうをして①、小ねぎ、バターを添える。

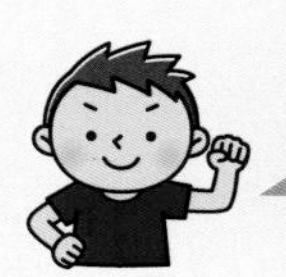

お肉とバターって美味しいな！ほのかなお醤油の味も大好き。

栄養素（１人分）　400kcal（タンパク質：30.8ｇ　脂質：22.3ｇ　炭水化物：25.4ｇ）　PFC比29：47：24

スピード重視のレシピ　**ホットプレート**

ぎゅうぎゅう焼き

お好きなお肉や冷蔵庫にある野菜を切って
ぎゅうぎゅう詰めて焼くだけ！
美味しくて簡単、家族でワイワイ楽しく食べられます

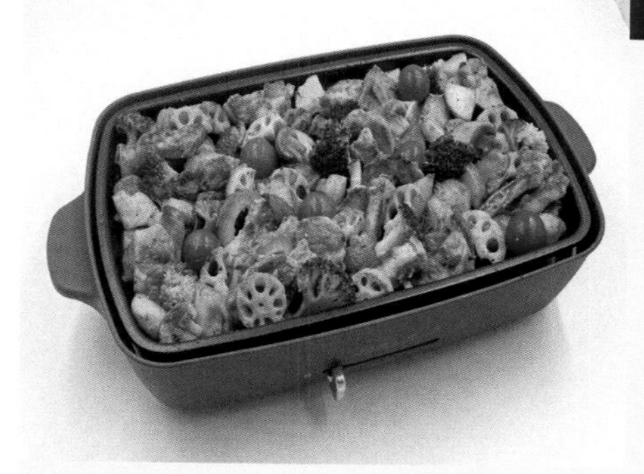

材料 作りやすい量（材料は全て適量）

・豚ロース肉：厚切り（食べやすい大きさに切り、塩こしょう）
・ベーコン（お好みの大きさに切る）
・お好みの野菜：ブロッコリー（子房に分ける)、アボカド（2㎝幅に切る)、じゃがいも（食べやすい大きさに切る)、レンコン（乱切り)、ミニトマト
・ハーブソルト
・塩こしょう
・オリーブ油

ポイント

・鶏スペアリブ、手羽元、ウインナー、魚を使っても！
・スパイスソルトやチーズを加えても
・オーブンやフライパンでも美味しく作ることができます。

作り方

① 火の通り難い野菜は予め火を通す。（じゃがいも、ブロッコリー、レンコン）
② オリーブ油を熱したホットプレートに具材をゅうぎゅうに並べ、ハーブソルトや塩こしょうをふりかける。蓋をして蒸し焼きにする。

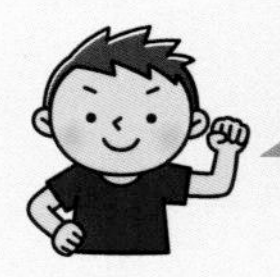

お肉だけでなく、お肉の脂で焼けた野菜も美味しいな。

栄養素（１人分）　577kcal（タンパク質：32.4ｇ　脂質：44.1ｇ　炭水化物：20.6ｇ）　PFC比21：65：14

スピード重視のレシピ　圧力鍋・電気自動調理機

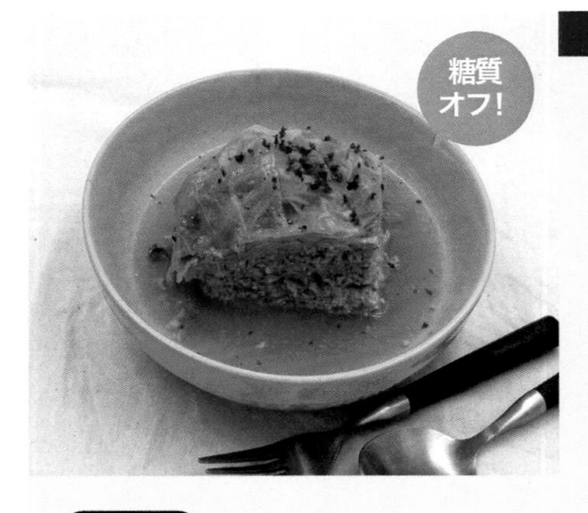

包まないロールキャベツ

**キャベツの下処理なし＆圧力鍋で
最高に時短で美味しい一品
玉ねぎ＆パン粉なしで糖質オフのロールキャベツ**

材料 作りやすい量（4人分）

・キャベツ…8枚程度
・ブイヨン…10ｇ程度
・ローリエ…1枚
・塩、こしょう…適量

A
・ひき肉…600ｇ
（鶏、豚、牛豚お好みで）
・きのこ…150ｇ
（みじん切り）
・卵…2個
・牛乳…大さじ2
・大豆粉…大さじ1
（パン粉…大さじ2でも）
・おろしにんにく…小さじ1/2
・塩…小さじ1.5

作り方

① A、こしょうをよく混ぜ合わせる。
② 鍋底にキャベツの葉の1/2を広げ、水250ccを加えて加熱し、キャベツが少ししんなりしてきたら①を敷き詰め、残りのキャベツを被せる。
③ 水250cc、ブイヨン、ローリエを入れて、圧力鍋で8分間加圧する。（鍋の場合、キャベツが柔らかくなるまで20～30分間煮込む）塩こしょうで味を整え、包丁等で切って取り分ける。

ポイント

・くたくたに煮込むことで、味がしみ込み野菜が食べやすくなります。
・水の一部を牛乳や生クリームに置き換えて、クリーム味にしても！

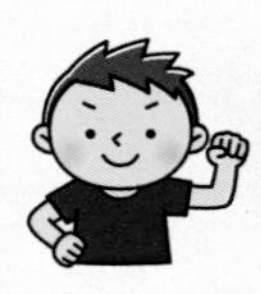

ブイヨン味のスープとお肉がとっても美味しいよ！

栄養素（1人分） 437kcal（タンパク質：32.7ｇ　脂質：32.3ｇ　炭水化物：11.8ｇ）PFC比 28：62：10

スピード重視のレシピ　圧力鍋・電気自動調理機

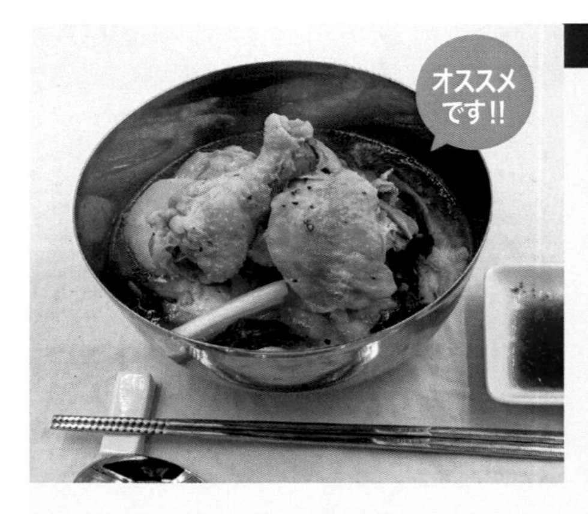

韓国風水炊きタッカンマリ

**1枚肉で煮るから、とっても柔らか&楽ちん!!
鶏の出汁が染み込んだお野菜とたっぷりお肉で大満足！**

材料（4人分）

・手羽元…10本
・鶏もも肉…2枚
・キャベツ…500ｇ
（粗目のざく切り）
・ニラ…100ｇ（5cm幅に切る）
・ねぎ…100ｇ
（5cm幅を縦半分に切る）
・きのこ…100ｇ
（食べやすい大きさ）
・じゃがいも…100ｇ
（皮を剥き1cm幅に切る）
・にんにく…3～4片
（1つはみじん切り、
残りは潰す）
・しょうが…1かけ
（粗みじん切り）
・塩こしょう…適量
・うどん…適量（お好みで）

作り方

① 圧力鍋に手羽元、鶏もも肉、キャベツ、ねぎ、しょうが、にんにく、水1000ccを入れて、7分間加圧する。
② 圧力が下がったら、じゃがいも、きのこ、ニラを加えて、じゃがいもが柔らかくなるまで煮て、塩こしょうで味を整える。
③ お好みで茹でたうどんを加え軽く煮る。鶏もも肉はキッチンバサミ等で切って取り分ける。

ポイント

・じゃがいもやうどんは体調に合わせてお召し上がりください。
・お好みでポン酢、キムチ、ゴマ油と一緒に召し上がっても美味しいです。

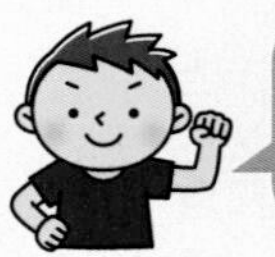

骨付き肉の味がしみでた美味しいスープ。とってもおススメだよ！

栄養素（1人分） 495kcal（タンパク質：39.3ｇ　脂質：28.5ｇ　炭水化物：29.3ｇ）PFC比 30：48：22

スピード重視のレシピ　フライパン

ミートボールスパゲティ

高野豆腐をつなぎに、玉ねぎ＆ケチャップを入れずに作るソース
たっぷりきのこが美味しさの秘密!!

材料（４人分）

A
- 牛豚ひき肉…600ｇ
- きのこ…200ｇ（みじん切り）
- 高野豆腐…10ｇ（細かくおろす）
- 卵…１個
- 牛乳…大さじ１
- おろしにんにく…小さじ１

B
- トマト水煮…400ｇ
- 砂糖…ひとつまみ（お好みで）
- コンソメ顆粒…大さじ１
- 中濃ソース…大さじ１
- おろしにんにく 小さじ１/4

- ほうれん草…200ｇ（５cm 幅に切り水にさらす）
- オリーブ油…小さじ１
- 塩、こしょう…適量
- スパゲティ…お好み量（塩を入れた湯で茹でる）
- 茹で卵、粉チーズ…お好みで

ポイント

トロけるチーズや牛乳を入れるとまろやかな味になります。

【糖質コメント】
体調に合わせて盛り付けてください。
麺は糖質 OFF 麺をご使用されても。

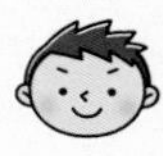

肉々したミートボールがいっぱいで、お腹いっぱいになるスパゲティだよ。

作り方

① A、塩小さじ１、こしょう少々を粘り気が出るまで混ぜ、ひと口大のボール型に成形する。
② 大きめな深底のフライパンにオリーブ油を熱し、①を時々転がしながら中火で焼き、B、水100cc を加え10 分間程煮込む。ほうれん草を加えて更に５分間煮込み、塩こしょうして味を整える。
③ ②にスパゲティを入れ加熱しながら全体を混ぜ、水分が足りなければ茹で汁を足す。お好みで粉チーズや刻みパセリを散らし、ゆで卵を添えて盛り付ける。

栄養素（１人分） 599kcal（タンパク質：42.2ｇ　脂質：38.9ｇ　炭水化物：28.3ｇ）PFC 比 27：55：18

スピード重視のレシピ　炊飯器

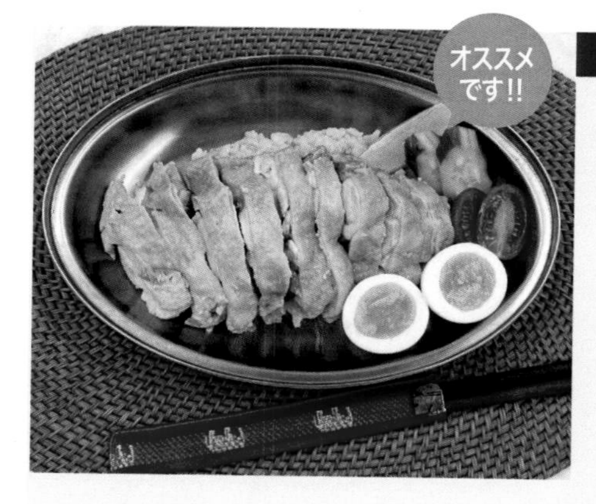

オススメです!!

カオマンガイ

炊飯器ひとつで家族の食事が簡単に作れる!!

材料（作りやすい量）

- 鶏もも肉…２枚（切込みを入れ、A をもみ込む）
- 長ねぎ…10cm（縦半分）
- 鶏ガラスープの素…小さじ２
- 米…２合（吸水させザルにあげる）

A
- おろししょうが…小さじ２
- しょう油…大さじ１

タレ（ご家族向け）
- 長ねぎ…5cm（みじん切り）
- おろししょうが…小さじ 1/2
- おろしにんにく…小さじ 1/2
- レモン汁…大さじ 1.5
- しょう油…小さじ２
- 砂糖…小さじ１
- ごま油…大さじ１
- 鶏ガラスープの素…小さじ 1/2

トッピング
キュウリ、トマト、レモン、茹で卵等…適量

ポイント

鶏肉３枚（米２合）の場合、水１ｶｯﾌﾟ、鶏ガラスープの素大ｻｼﾞ１弱、鶏肉下味しょう油大ｻｼﾞ 1.5。鶏肉に火が通っているかをよく確認し、必要に応じて加熱してください。

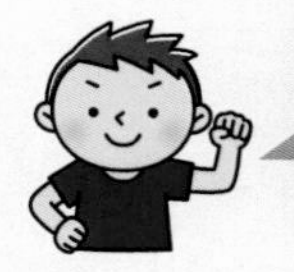

柔らかい鶏肉と肉汁の染みたご飯が美味しいよ。

作り方

① 炊飯器に米、水 1.5 カップ、長ねぎ、鶏ガラスープの素を入れ、皮目を下にした鶏肉をのせて炊飯する。
② 肉を食べやすい大きさに切り、お好みの量に盛り付ける。
③ ご家族用で、タレの材料を混ぜ合わせ、お好みでかける。

栄養素（１人分） 373kcal（タンパク質：26.8ｇ　脂質：21.5ｇ　炭水化物：20.2ｇ）PFC 比 28：51：21

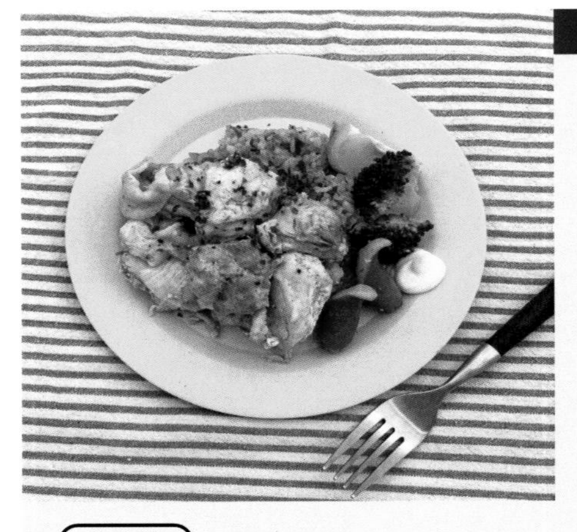

スピード重視のレシピ　炊飯器

ジャンバラヤ

炊飯するだけでおかずもご飯も一度に完成!!

材料（作りやすい量）

- 鶏肉（もも、むね）…2枚（ひと口大に切る）
- ソーセージ…4本（半分に切る）
- 玉ねぎ…中1/2個（みじん切り）
- ピーマン…1個（みじん切り）
- パプリカ…1/3個（1cm角）
- トマト水煮…100g（生トマトの場合は角切り）
- 米…2合（吸水させザルにあげる）

A
- おろしにんにく…小さじ1
- 塩…小さじ1
- こしょう…少々

調味料
- クミンパウダー…小さじ1
- チリパウダー…小さじ1
- ブイヨン…10g（水180ccに溶かす）
- オリーブ油…小さじ1

トッピング
ブロッコリー、マヨネーズ、レモン…お好みで

作り方

① 肉にAをもみ込む。
② 炊飯器に、米、トマト水煮、調味料を加え混ぜ、①とその他の具材をのせて炊飯する。
③ お好みでトッピングを添える。

ポイント

- 鶏肉に火が通りきらない場合は必要に応じ加熱してください。
- 小さいお子さまには、チリパウダーを少な目にしてください。
- 味付けと具材を変えてピラフへの応用も可能。

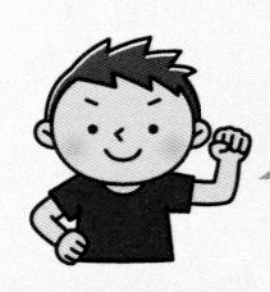

スパイシーな鶏肉はご飯とマヨネーズとで食べるとても美味しいよ！

栄養素（1人分）　456kcal（タンパク質：29.2g　脂質：28.2g　炭水化物：25.0g）　PFC比25：54：21

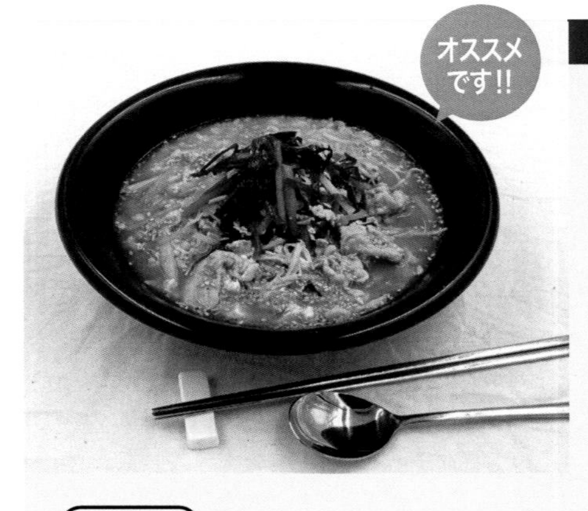

オススメです!!

スピード重視のレシピ　鍋

クッパ

お肉・卵・野菜で具だくさん！
甘さを控えめに作ったクッパ

材料（作りやすい量）

- 牛こま肉（豚でも）…400g（食べやすい大きさ煮切り、Aをもみ込む）

A
- しょう油…小さじ2
- おろしにんにく…大さじ1
- おろししょうが…大さじ1
- ゴマ油…大さじ1/2

B
- コチュジャン…大さじ1
- みそ…小さじ1
- しょう油…大さじ1
- 鶏ガラスープの素…小さじ2

- 大根…200g（細切り）
- きのこ…100g（食べやすい大きさ）
- たけのこ水煮…150g（細切り）
- ニラ…100g（5cm幅）
- ゴマ油…大さじ1/2
- すりごま…大さじ2
- こしょう…少々
- 卵…お好み量
- 白飯…適量

作り方

① ゴマ油大さじ1/2を中火に熱した鍋で、牛こま肉を炒め色が変わったら、ニラ以外の野菜を加える。少し炒めたら、水1000cc、Bを加え、野菜が柔らかくなるまで煮込む。
② ニラ、溶き卵を加え、すりごま、こしょうを加える。お好みで白飯にかけていただく。

ポイント

- コチュジャンは商品によって辛さが異なるので、お好みで量を加減してください。
- お好みの野菜、わかめ、山菜等を加えても美味しく召し上がれます。

【糖質コメント】
シトリンっ子は体調に合わせて、盛付けを加減してください。

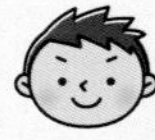

甘くなく、ちょっとピリ辛で、とっても食べやすい味。たけのこやお肉が美味しくて、ついおかわりしちゃう！

栄養素（1人分）　406kcal（タンパク質：30.6g　脂質：21.6g　炭水化物：28.5g）　PFC比28：45：27

補食・おやつ　MCT パウダー使用

MCT クッキー

大好き！きな粉風味のクッキー

おやつや運動する時の補食に丁度良いよ！

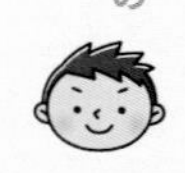

材料（10 枚分）

- きな粉…30ｇ
- MCT パウダー…20ｇ
- 卵…20ｇ
- 脱脂粉乳…20ｇ
- 塩…ひとつまみ
- きび糖（砂糖でも）…10ｇ
- バター…5ｇ

作り方

① 耐熱性のボールにバターを入れてレンジで溶かし、きび糖を加えゴムへらで混ぜ、溶き卵を加えて更に混ぜる。
② ①に残りの材料を加えて混ぜ、しっとりと一塊になったらラップをして冷蔵庫で 30 分間冷やす。
③ めん棒で 6mm 程の厚さにのばし、4×4cm くらいの大きさで 10 等分に切り分ける。170℃に予熱したオーブンで 13 分間程度焼く。

ポイント

高温多湿、直射日光を避け、密閉容器に入れて、1 週間を目安にお召し上がりください。

【糖質コメント】
体調に合わせて食べる量や砂糖の量を調整してください。

栄養素（1 人分）　92kcal（タンパク質：4.1ｇ　脂質：5.8ｇ　炭水化物：6.8ｇ）　PFC 比 17：55：28

補食・おやつ　大豆粉使用

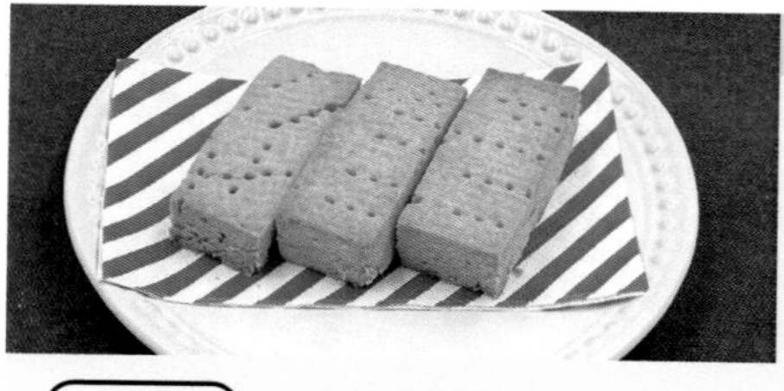

甘くない大豆チーズクッキー

小麦粉は一切使わず、大豆粉たっぷり糖質オフ
塩味とチーズの風味で食べやすく、補食にとってもおススメ

材料（作りやすい量）

A
- 大豆粉…140ｇ
- 粉チーズ…40ｇ
- 塩…小さじ 1/3 程度
- こしょう…小さじ 1/3

- バター…85ｇ
- ラカント…小さじ 1（または砂糖 小さじ 1）
- 卵…1 個

作り方

① 室温に戻したバターを泡立て器で柔らかく練り、ラカントを加え混ぜる。
② 卵黄と卵白に分けて卵黄を①に加え混ぜた後、溶いた卵白を 2 回に分けて更に混ぜ込む。
③ A を加え、ゴムベラでしっとりするまでよく混ぜ、ラップに包んで冷蔵庫で 30 分間寝かせる。
④ 1㎝の厚さに伸ばし、表面をフォークで刺し、2㎝幅にカットして、170℃に予熱したオーブンで 15 分程度、火が通るまで焼く。（焼き立ては柔らかいので、網の上で冷ましてください）

ポイント

高温多湿、直射日光を避け、密閉容器に入れ、1 週間を目安にお召し上がりください。

【糖質コメント】
ラカント（砂糖）は入れなくても作ることができます。

カロリーメイトみたいだけど甘くない。お腹にたまるクッキーだよ。

栄養素（1 人分）　245kcal（タンパク質：12.9ｇ　脂質：19.5ｇ　炭水化物：8.7ｇ）　PFC 比 20：67：13

補食・おやつ

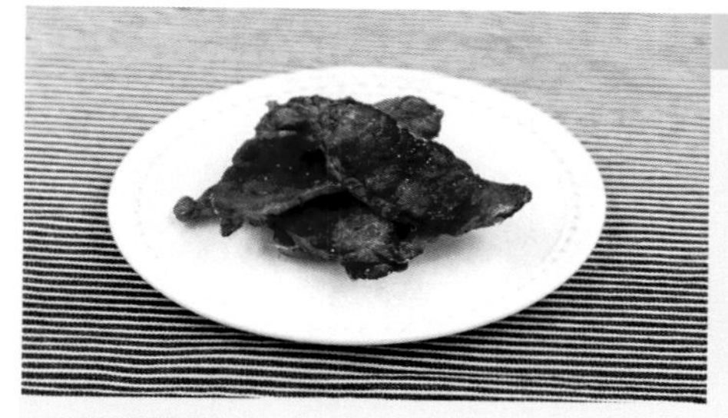

甘くないポークジャーキー

お手軽価格で作れる食べやすいジャーキー

脂と肉の旨味が美味しい！甘くないジャーキーで僕のお気に入り。

材料

- 豚もも肉…200ｇ（厚さ 5㎜程度、脂肪が少ないもの）
- ハーブソルト…適量

作り方

① 脂肪がついている部分は包丁で外し、適当な大きさに切る。
② 冷蔵庫で半日風乾させる。（豚肉の菌が冷蔵庫内につかないようにご注意ください）
③ ハーブソルトを多めに振りかけ、オーブンシートを敷いた天板に広げ、160℃に予熱したオーブンで 30 分間加熱し、ひっくり繰り返して更に 10 分間、焦げないようにパリッと焼き上げる。

ポイント

- 焦げそうになったら、アルミホイルをかけてください。
- 保存容器に入れ、冷蔵庫保存で 1 週間を目安にお召上がりください。
- 赤身牛肉はビーフジャーキーとして美味しく作れます。固まり肉を 2 時間冷凍し、5mm 厚に切り、材料としてください。

栄養素（1 人分）　95kcal（タンパク質：14.5ｇ　脂質：4.0ｇ　炭水化物：0.6ｇ）　PFC 比 60：37：3

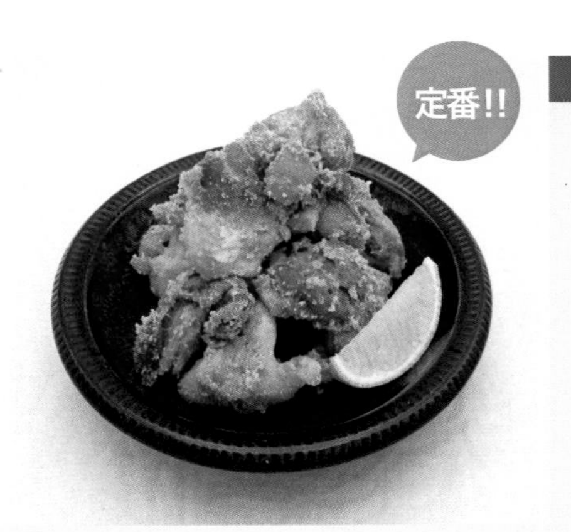

直ぐに出せる作り置きレシピ

低糖質！
高木家の塩唐揚げ

はじめに煮込むので中はしっとり柔らかく、外はカリッと美味しい！
粉類や砂糖を使わない、糖質控えめなシトリンっ子向け塩唐揚げ

材料（作りやすい量）

- 鶏肉…1.2kg（4枚）
  （もも・むねお好みで）
- 高野豆腐…適量
  （すりおろし器ですりおろす）
- 揚げ油…適量

A
- おろししょうが…小さじ1.5
- おろしにんにく…小さじ1.5
- 昆布…5㎝
- 塩…20g
- こしょう…少々

作り方

① 鍋に水500cc、鶏肉、Aを加え中火にかける。煮立ったら落し蓋をして、時々アクを取りながら弱火で30分間煮込む。
② 火から下ろして冷まし（ひと晩おくと味が更に馴染む）、お好みの大きさに切る。
→ここまで時間がある時にやっておくと便利（この状態で冷凍保存しておいても）。
③ 高野豆腐を②にまぶして、180℃の油で数分間、キツネ色になるまでサッと揚げる。

ポイント

- 火が通っているので、短い時間で失敗なく揚げられます。
- 大量に作りたいときにもおススメです。

【糖質コメント】
少し硬さが出ますが素揚げでも。小麦粉＆片栗粉の衣でも。体調に合わせてお選びください。

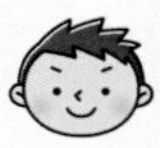
市販品に比べ、甘さが少なく衣は薄くて、いくらでも食べられちゃう大好きな唐揚げ。

栄養素（1人分） 1048kcal（タンパク質：57.5g　脂質：92.8g　炭水化物：1.7g）　PFC比21：78：1

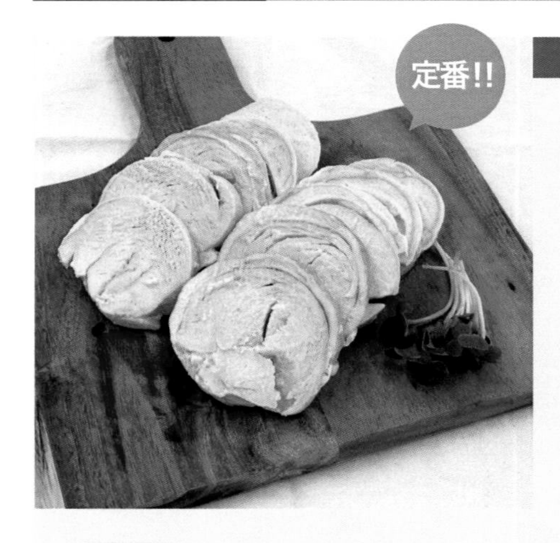

直ぐに出せる作り置きレシピ

高木家の鶏ハム

マヨネーズでしっとりコクのある高木家の鶏ハム
たくさん作って冷凍し、常備しておくととても便利！

材料（作りやすい量）

- 鶏むね肉…1枚（300g）
- 塩 小さじ…1弱（4g）
- 砂糖…小さじ1/4
- マヨネーズ…小さじ1
- こしょう…少々

さっぱり味だけど、肉にくして大好き!!お腹が空いたらこれをパクパク食べるよ。

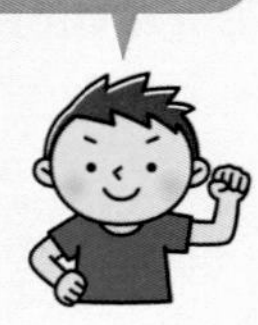

作り方

① 常温に戻した鶏むね肉は、包丁でかんのん開きにして、数か所刺して穴をあける。ビニール袋に入れて砂糖→塩→マヨネーズ→こしょうの順番にもみ込み、そのまま15分間ほどおく。
② 皮を外にして棒状に丸め、耐熱性のラップに巻きつけ、空気を抜きながら両端をねじって結ぶ。
③ 大き目の鍋の底に平たい皿を沈め、たっぷりの湯（鶏肉1枚に対し湯2リットル以上）を沸かし、②を入れ沸騰したら蓋をして弱火で10分間茹で、そのまま30分間放置する。

ポイント

- 大葉、たらこ、チーズを中に入れたり、ハーブソルトで味付けしても美味しいです。
- 切った際、火が通っているか確認し、赤みが残っている場合は必ず再加熱してください。
- 粗熱を取り冷蔵庫で冷やすと、よりしっとりします。
- 冷凍保存の際は、ラップに包んで冷凍で2～3週間を目安にお召し上がりください。

栄養素（1人分） 430kcal（タンパク質：64.0g　脂質：20.7g　炭水化物：1.3g）　PFC比57：42：1

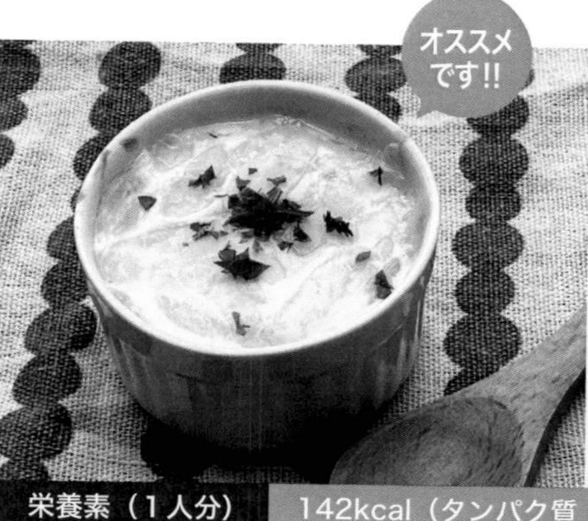

マヨ卵のココット焼き

半熟卵がとろけるチーズとマヨ味で最高！

材料（１人分）

- 卵…１個
- マヨネーズ…５g
- チーズ…５～10g
- オリーブ油…少々
- パセリ、塩こしょう…少々

作り方

耐熱皿にオリーブ油を薄く塗り、卵を割り入れマヨネーズ、チーズをのせ、トースターで焼く。お好みでパセリ、塩こしょうをふる。

栄養素（１人分） 142kcal（タンパク質：7.5g　脂質：12.5g　炭水化物：0.3g）　PFC比 21：78：1

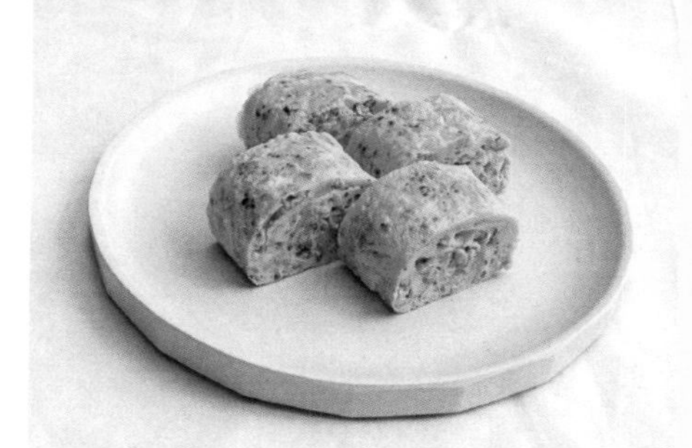

野菜とひき肉の卵焼き

お肉＆野菜が入った卵焼きは食べ応え満点！

材料（１人分）

- 卵…２個
- ひき肉…50g
- ブロッコリー… 40g（茹でてみじん切り）
- 白だし…大さじ１
- オリーブ油…小さじ１
- 塩こしょう…少々

作り方

① ブロッコリー、ひき肉をフライパンで炒め塩こしょうする。
② ①、溶きほぐした卵、白だしと混ぜ合わせ、オリーブ油をひいたフライパンで卵焼きの要領で焼く。

栄養素（１人分） 283kcal（タンパク質：23.4g　脂質：20.4g　炭水化物：4.2g）　PFC比 32：62：6

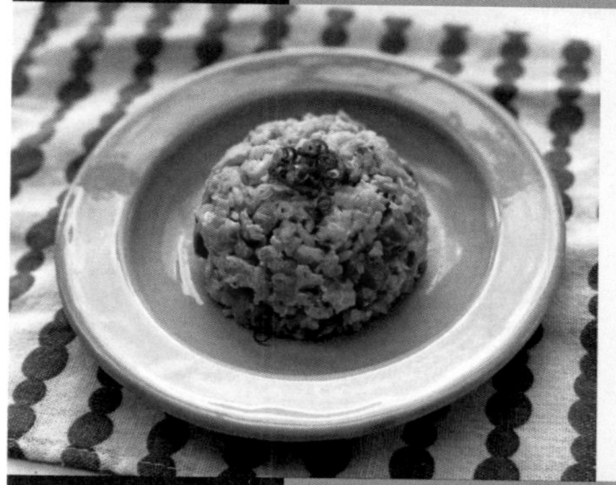

卵たっぷりチャーハン

具だくさん！お腹にたまるチャーハン

材料（１人分）

- 卵…２個
- キャベツやきのこ…40g（細かく刻む）
- ネギ…15g（みじん切り）
- ハム…20g（1㎝の角切り）
- 白飯… 50g
- 塩こしょう…少々
- しょう油…少々
- ゴマ油…小さじ１

作り方　※ハムの代わりにひき肉、白飯の代わりに水気を切った豆腐でも！

① ゴマ油を熱したフライパンでネギ、ハム、野菜を炒め、溶きほぐした卵、白飯を加えて強火で炒める。
② 塩こしょう、しょう油で味付けする。

栄養素（１人分） 314kcal（タンパク質：18.3g　脂質：17.4g　炭水化物：22.7g）　PFC比 23：49：28

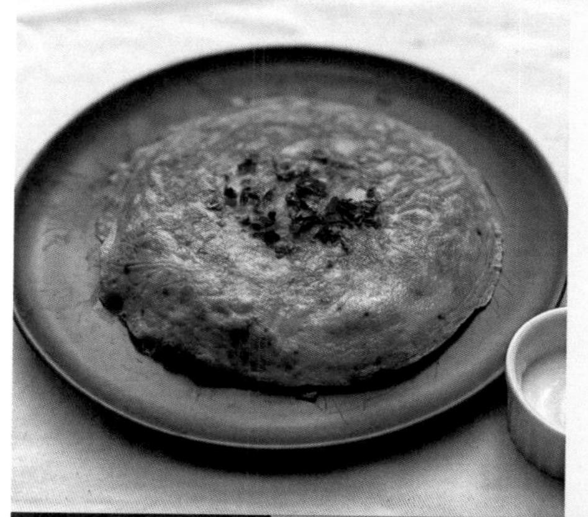

ほうれん草のスペインオムレツ

にんにくマヨソースがポイント！

材料（作りやすい量）

A
- ほうれん草…70g（茹でて細かく刻む）
- きのこ…50g（刻む）
- ベーコン…20g（細かく刻む）

B
- 卵…２個
- 牛乳…10cc
- チーズ…20g

- オリーブ油…大さじ１

ソース
- マヨネーズ…大さじ２
- すりおろしにんにく…少々
- 牛乳…少々

作り方

① オリーブ油大さじ½を熱したフライパンでAを炒め、塩こしょうする。
② Bと①を混ぜ、オリーブ油さじ½を熱したフライパン（直径15㎝程度）で弱火で蓋をしながら中まで火を通す。
③ ソースの材料を混ぜ合わせ、かけていただく。

栄養素（１人分） 606kcal（タンパク質：24.2g　脂質：55.7g　炭水化物：7.2g）　PFC比 15：80：5

定番!!

簡単！節約！かさ増しレシピ　納豆

納豆オムレツ

納豆と卵と油の相性は抜群！

材料（1人分）

A
- 卵…2個
- 納豆…1パック
- マヨネーズ…5ｇ
- 牛乳…10cc

- オリーブ油…小さじ2
- 刻みのり…適量

ボクでも作れるオムレツ。美味しくて、とってもオススメ！

作り方

Aを混ぜ合わせ、オリーブ油を熱したフライパンでオムレツを焼き、刻みのりをのせる。
お好みで卵にチーズ、小ねぎを散らしても。

栄養素（1人分） 332kcal（タンパク質：19.6ｇ　脂質：26.3ｇ　炭水化物：6.1ｇ）PFC比23：70：7

簡単！節約！かさ増しレシピ　納豆

納豆の磯部揚げ

揚げた納豆と海苔の組み合わせが美味しい！

材料（作りやすい量）

- 納豆…1パック
- 海苔…1/2枚
- 大豆粉…小さじ1弱
- 揚げ油…適量
- しょうゆ…お好みで

作り方

納豆と大豆粉をよく混ぜ、4等分にした海苔で包む。170℃に熱した油で揚げ、お好みでしょう油をつけていただく。

【糖質コメント】
大豆粉の代わりに片栗粉でも代用可能です。体調に合わせて選んでください。

この組み合わせ、やみつきなること間違いなしだよ！

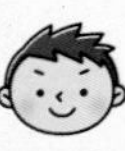

栄養素（1人分） 121kcal（タンパク質：8.0ｇ　脂質：6.1ｇ　炭水化物：10.5ｇ）PFC比25：43：32

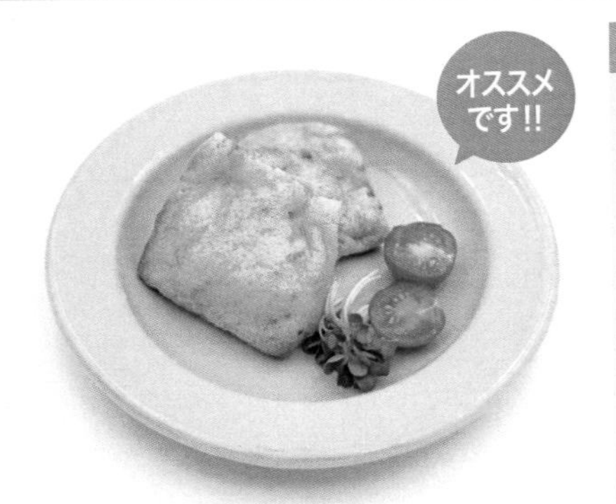

簡単！節約！かさ増しレシピ　納豆

納豆巾着焼き

油揚げの油っぽさとパリパリの食感が病みつきに！

材料（1人分）

- 油揚げ…1枚（半分に切る）
- 納豆…1パック

A
- チーズ…10ｇ
- キムチ…10ｇ
- 大葉…1枚（みじん切り）

作り方

納豆は付属のタレとAを混ぜ、半量ずつ油揚げに詰め、口を爪楊枝で止める。トースターでキツネ色になるまで焼く。辛い物が苦手な方はキムチなしでも。

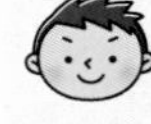

何個でも食べられちゃう！ボクはおやつにもよく食べているよ。

栄養素（1人分） 214kcal（タンパク質：15.5ｇ　脂質：16.0ｇ　炭水化物：5.9ｇ）PFC比27：63：10

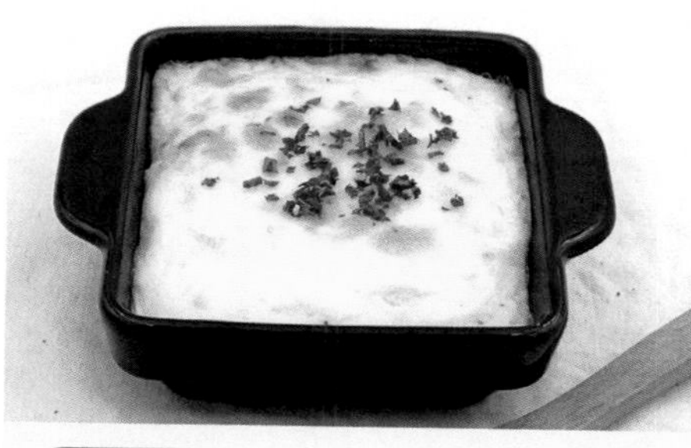

簡単！節約！かさ増しレシピ　豆腐

豆腐のカップスープグラタン

いつもの豆腐を簡単アレンジ！
お腹が空いた時のおやつにも丁度良い !!

材料（1人分）

- 絹ごし豆腐…1/2丁（スプーンで崩す）
- カップスープの素（クラムチャウダー等お好みの物）…1袋
- チーズ…20g
- こしょう…少々
- パセリ…適量

作り方

① 豆腐にカップスープの素、こしょうを混ぜ、耐熱皿に入れ、チーズを散らす。
② オーブントースターでチーズが溶けるまで加熱し、お好みで刻みパセリを散らす。

ポイント

お好みでベーコンやハム、茹でたブロッコリーを入れても。

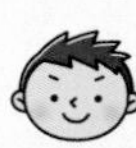

美味しくってたくさん食べたくなる味。しかも僕でも作れちゃうよ！

栄養素（1人分） 233kcal（タンパク質：14.4g　脂質：14.3g　炭水化物：14.5g）PFC比 24：52：24

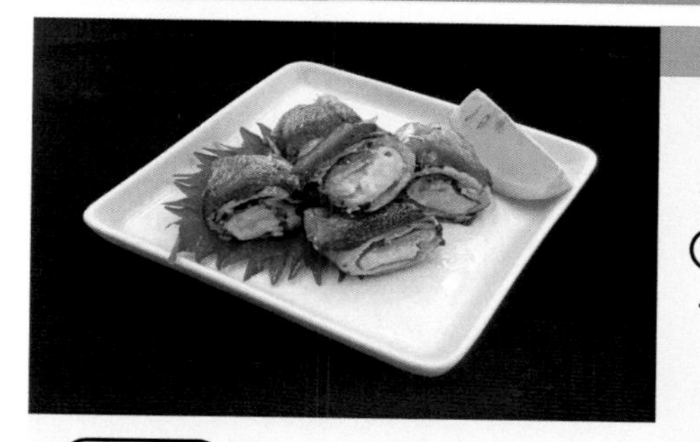

簡単！節約！かさ増しレシピ　イワシ

イワシの大葉チーズ焼き

イワシと相性の良いチーズとの組み合わせ！！

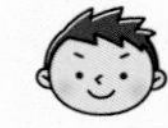

イワシとチーズの組み合わせって美味しいね！

材料（作りやすい量）

- イワシ…4尾（頭、ウロコ、内臓、背骨を取り除き手開きして水で洗う。塩を振り水分を拭き取る）
- スライスチーズ…4枚
- 大葉…8枚
- 小麦粉…適量
- 塩…適量
- こしょう…適量
- オリーブ油…適量
- レモン…適量

作り方

① イワシのお腹側に大葉を2枚、スライスチーズ1枚をのせ、頭方向から巻き、爪楊枝で止める。塩こしょう、小麦粉を薄くふる。
② オリーブ油を熱したフライパンで両面をよく焼き、蓋をして弱火で中まで火を通す。お好みでレモンを添える。

ポイント

大きめの骨は取り除き、食べる際には骨に気をつけてください。

【糖質コメント】
小麦粉は大豆粉でも代用可能です。

栄養素（1人分） 464kcal（タンパク質：39.7g　脂質：32.2g　炭水化物：7.3g）PFC比 33：61：6

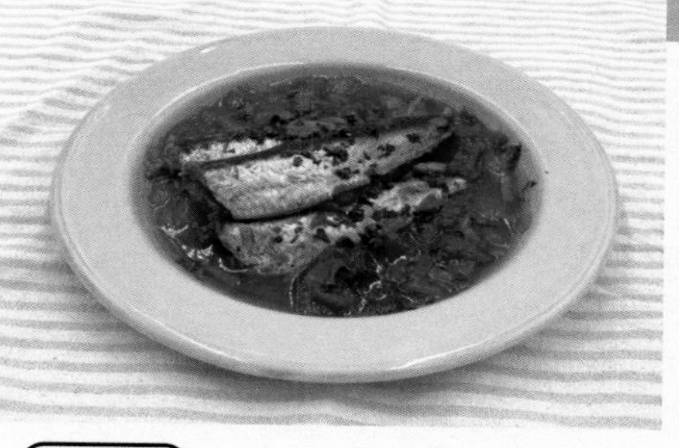

簡単！節約！かさ増しレシピ　イワシ

丸ごと食べられるイワシのチーズトマト煮

トマトとチーズでイワシを丸ごと美味しく！！

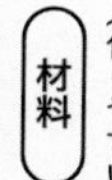

材料（作りやすい量）

- イワシ…8尾（大葉チーズ焼きと同様の処理で中骨はそのまま）
- 玉ねぎ…50g（薄切り）
- にんにく…2片（粗みじん切り）
- トマト水煮…400g
- オレガノ…少々
- 塩、こしょう…適量
- オリーブ油…大さじ1
- 粉チーズ…適量

作り方

① 圧力鍋にオリーブ油を熱し、にんにく、玉ねぎを入れてしんなりするまで炒める。
② トマト水煮、水100cc、塩小さじ1/2、オレガノを入れ、いわしを並べ、蓋をして30〜35分間加圧する。（骨まで柔らかくしない場合は約10分間加圧。圧力鍋によって加熱時間は前後します）粉チーズ、お好みで刻みパセリを散らす。

ポイント

フライパンで水を加えずサッと煮ても作れます。食べる際は、骨を喉に詰まらせないよう、充分ご注意ください。

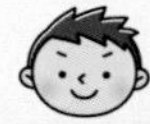

骨っぽいイワシもこれなら食べやすい！

栄養素（1人分） 321kcal（タンパク質：33.6g　脂質：19.2g　炭水化物：6.1g）PFC比 41：52：7

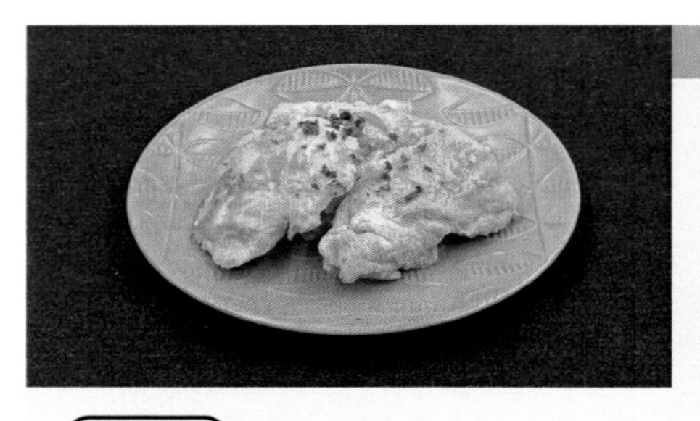

簡単！節約！かさ増しレシピ　**鶏むね肉**

ピカタ

冷めても美味しく、お弁当や給食の補食にも最適！
大豆粉で鶏肉がふっくらしっとり、糖質オフのレシピ

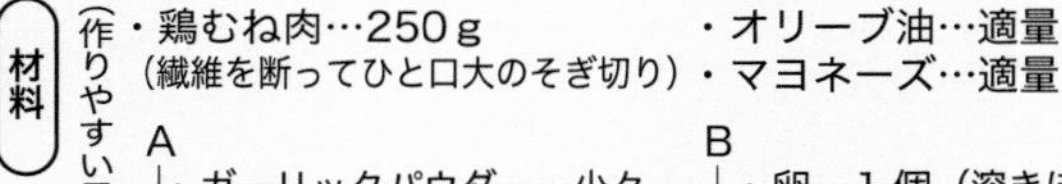

材料（作りやすい量）

- 鶏むね肉…250ｇ（繊維を断ってひと口大のそぎ切り）
- オリーブ油…適量
- マヨネーズ…適量

A
- ガーリックパウダー…少々
- 大豆粉…小さじ２
- 塩こしょう…少々

B
- 卵…１個（溶きほぐす）
- 粉チーズ…大さじ１
- マヨネーズ…大さじ１

作り方

① ビニール袋に鶏むね肉とＡを入れ、袋の上からよく混ぜる。Ｂを加え、更に混ぜ合わせる。
② フライパンに多めのオリーブ油を熱し、弱火で①の両面を焼き、蓋をして中まで火を通す。お好みで刻みパセリを散らし、マヨネーズ（分量外）を添える。

ポイント

豚肉でも美味しく作れます。

【糖質コメント】体調に合わせて、大豆粉の代わりに小麦粉を使用しても。

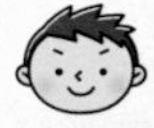

お肉と卵って何でこんなに相性が良いんだろう?!

栄養素（１人分）　362kcal（タンパク質：32.2ｇ　脂質：26.4ｇ　炭水化物：1.8ｇ）　PFC比 34：64：2

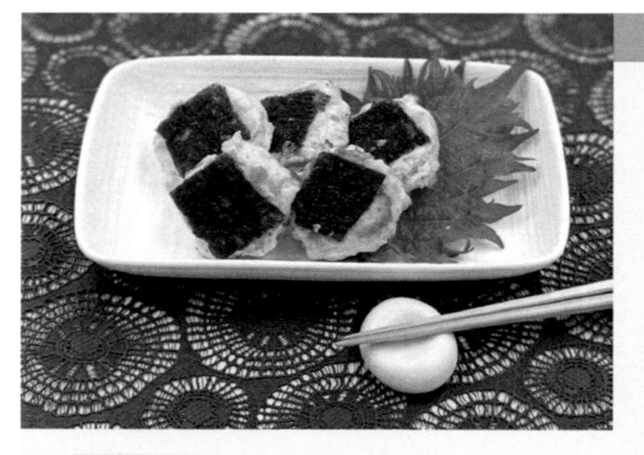

簡単！節約！かさ増しレシピ　**鶏むね肉**

つくねの磯辺焼き

玉ねぎの代わりにネギ、糖質のつなぎも使わないつくね
冷めても美味しいので、お弁当にも最適！

材料（約14個分）

A
- 鶏ひき肉…300ｇ
- 長ねぎ…5cm（みじん切り）
- 卵…１個
- チーズ…40ｇ
- マヨネーズ…小さじ２
- 塩…小さじ2/3

- ゴマ油…大さじ１
- 海苔…１枚半程度（４㎝四方に切る）

海苔が美味しさをアップしてくれているよ！

作り方

① Ａを粘りが出るまでよく混ぜ合わせる。
② 5cm程度の円盤型にまとめ、両面に海苔を付け、ゴマ油を熱したフライパンで両面を弱火で焼く。

ポイント

- タネは手に油を付けるとまとめやすくなります。
- みじん切りのきのこや野菜、MCTパウダーを入れても。

栄養素（１人分）　294kcal（タンパク質：23.0ｇ　脂質：23.0ｇ　炭水化物：1.5ｇ）　PFC比 30：68：2

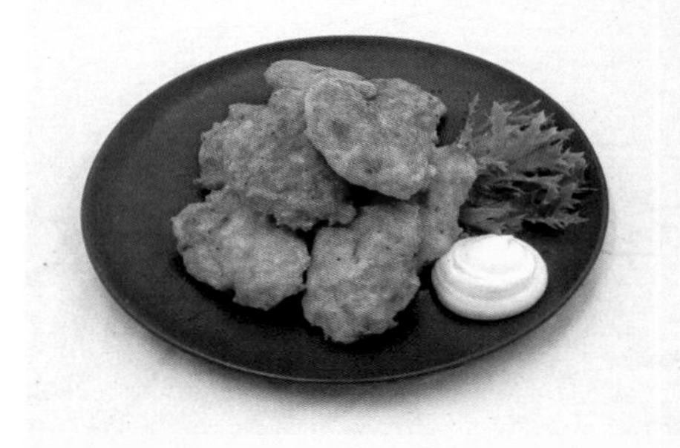

簡単！節約！かさ増しレシピ　**鶏むね肉**

ぱくぱくチキンナゲット

肉をたたくのは少し手間ですが
とっても美味しいナゲットが完成！

材料（３～４人分）

A
- 鶏むね肉…250ｇ（包丁でたたく）
- 絹ごし豆腐…50ｇ（崩す）
- 卵…1/2個
- マヨネーズ…大さじ１
- 粉チーズ…大さじ１
- ハーブソルト…少々
- 大豆粉…大さじ１
- おろしにんにく…小さじ1/3
- こしょう…少々

- 揚げ油…適量
- マヨネーズ…適量

市販品に比べて、甘くなく肉っぽさが美味しい！

作り方

① Ａをよく混ぜ合わせ、小判型に成形する。
② 多めの油で揚げ焼きにする。（成形しにくい時は手に油を塗る）

ポイント

お好みで鶏ひき肉でも作ることができます。

【糖質コメント】大豆粉の代わりに片栗粉でも、体調でお選びください。

栄養素（１人分）　357kcal（タンパク質：20.7ｇ　脂質：31.0ｇ　炭水化物：1.5ｇ）　PFC比 22：76：2

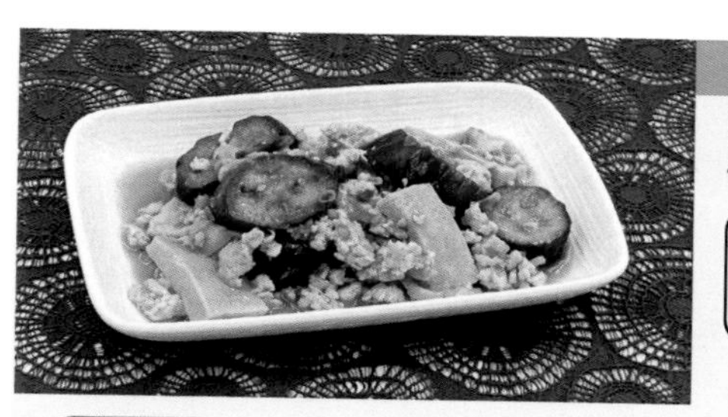

簡単！節約！かさ増しレシピ　**鶏むね肉**

麻婆ナス

甘さ控えめのコクある麻婆ナス
作り置きして、副菜や弁当の一品としても

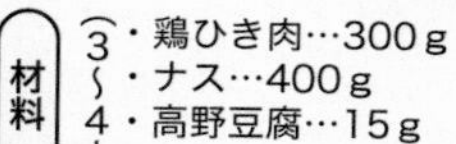

材料（3～4人分）

- 鶏ひき肉…300g
- ナス…400g
- 高野豆腐…15g
- 片栗粉…小さじ1
- ゴマ油…適量
- 小ねぎ…お好みで

A
- にんにく…1片（みじん切り）
- しょうが…1かけ（みじん切り）
- 長ねぎ…50g（みじん切り）
- 豆板醤…小さじ1/3

B
- 鶏ガラスープ…小さじ1.5
- みそ…大さじ1/2
- 砂糖…ひとつまみ
- しょう油…小さじ2

作り方

① ナスは2㎝輪切り。水につけアクを抜く。電子レンジで600w 6分間加熱する。高野豆腐は、ぬるま湯で戻し、短冊状に切る。
② フライパンにゴマ油小さじ2を熱し、Aを炒め合わせる。鶏ひき肉を加え色が変わるまで中火で炒め、高野豆腐、ナスを加えて更に炒める。
③ 150ccの水に溶いたBを加え、蓋をしてナスが柔らかくなるまで中火で煮込む。
④ 小さじ2の水に溶いた片栗粉を加えゆるくとろみがついたら、仕上げにゴマ油をまわしかけ、お好みで小口切りにした小ねぎを散らす。

ポイント

- 豚ひき肉でも美味しく作れます。
- 高野豆腐の代わりに厚揚げやひき肉以外のお肉を入れると更にボリュームアップ！
- ナスを水切りした豆腐に置き換え、麻婆豆腐としても。

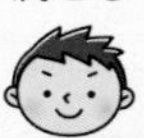

ナスとちょい辛な肉みそとの相性がとっても美味しいよ！

栄養素（1人分） 277kcal（タンパク質：22.6g　脂質：18.0g　炭水化物：11.1g）　PFC比30：55：15

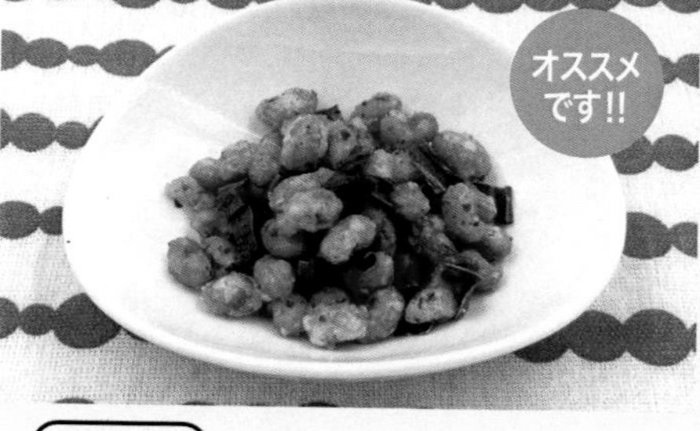

簡単！節約！かさ増しレシピ　**大豆製品**

大豆と昆布のカミカミ揚げ

給食の大人気メニューをアレンジ
子供も大人も手が止まらない味！

僕の大好きなメニュー　弟と取り合って食べちゃう（笑）!!

作り方（作りやすい量）

- 大豆（乾燥）…100g
  （サッと洗い、ひと晩水に漬け、水気を拭きとる）
- 昆布（乾燥）…5g程度
  （30分水で戻し、1cm角に切り、水気を拭きとる）
- 片栗粉…適量
- 塩…適量
- 青のり…適量
- 揚げ油…適量

材料

① 揚げ油は低温（150～160℃）に熱し、大豆に片栗粉をまぶして、カリッとするまでじっくり揚げる。昆布はパリッとするまでサッと揚げる。
② 油を切ったら、塩、青のりをまぶす。

ポイント

- しっかり水分を取ってから揚げて下さい。
- 大豆の水煮で置き換えても（少し柔らかめの仕上がりになります）。

【糖質コメント】硬さが出ますが、素揚げでも美味しく召し上がれます。

栄養素（1人分） 93kcal（タンパク質：5.1g　脂質：6.7g　炭水化物：5.6g）　PFC比20：58：22

簡単！節約！かさ増しレシピ　**大豆製品**

大豆と桜海老のかき揚げ

大豆がいっぱい、小麦粉を使わないかき揚げ
大豆、桜海老、ネギの美味しいコンビ！

材料（小判型6個分）

A
- 大豆水煮…100g
- 長ねぎ…50g（5㎜輪切り）
- 桜海老…10g
- 卵…1/2個（溶きほぐす）
- 塩…2つまみ

- 大豆粉…50g
- 揚げ油…適量

作り方

① ボールにAと冷水大さじ2-3を混ぜ、大豆粉を加え粉が少し残る程度にザックリと混ぜ合わせる。
② タネは6等分にして、10㎝四方に切ったクッキングペーパーにのせて、170℃に熱した油に入れ、途中上下を返して、4～5分間カリッとなるまで揚げる。

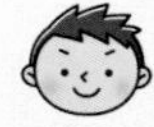

サクサク衣と大豆が美味しい！
食べすぎ注意だよ（#^^#）

ポイント

- タネは木べらから滑らせても揚げることができます。
- 周りが固まるまでは触らずにいてください。

栄養素（1人分） 214kcal（タンパク質：13.8g　脂質：15.5g　炭水化物：9.2g）　PFC比24：60：16

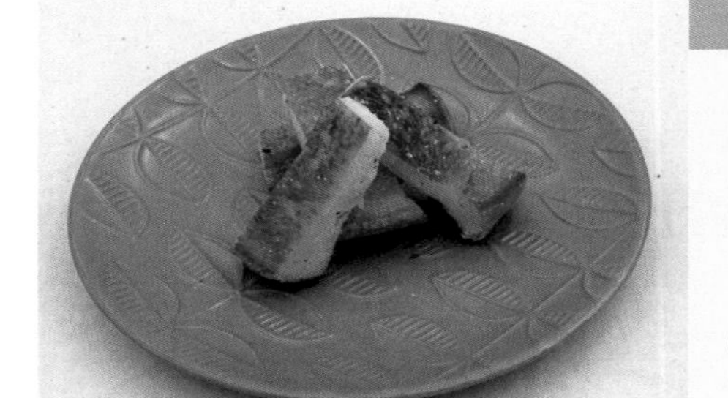

簡単！節約！かさ増しレシピ　**大豆製品**
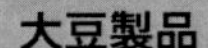

きな粉揚げパン

きな粉と油をまとったパンが絶妙！
手軽にカロリーが摂れるおやつとして

油が染み込んだ揚げパンは最高に美味しい！
パンは糖質だから食べ過ぎ注意だよね (#^^#)

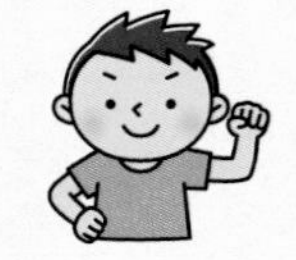

材料（作りやすい量）

・食パン…お好み量（スティック状に切る）
・きな粉…適量
・オリーブ油…適量

作り方

① フライパンに多めのオリーブ油を熱し、弱火で揚げ焼きにする。
② 油を切って、きな粉をかける。

ポイント

きな粉をハーブソルトに置き換えたり、パンをお麩にしても美味しい！

【糖質コメント】食べる量は、体調に合わせて調整してください。

栄養素（1人分）　202kcal（タンパク質：5.4g　脂質：10.2g　炭水化物：23.9g）　PFC比 10：44：46

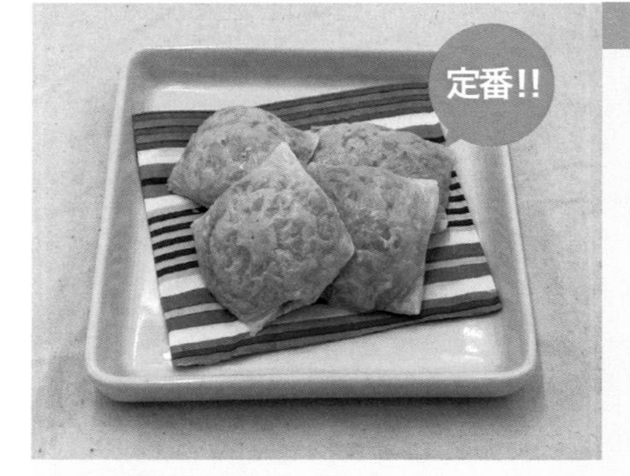

簡単！節約！かさ増しレシピ　**チーズ**

チーズチップス

我が家の超定番おやつ！
子供でも作れて簡単、レンジで直ぐ完成!!

僕の超定番おやつ!!
カリカリなチーズチップスは、冷たいしっとりチーズとはまた違って美味しいよ。

材料（作りやすい量）

・スライスチーズ…1枚

作り方

耐熱皿にクッキングペーパーを敷いてスライスチーズをのせ、ラップをせずに電子レンジで600w2分間、まわりが薄茶色になるまで加熱する。

ポイント

・シュレッドチーズでも作ることができます。
・納豆をのせたアレンジも美味しい！

栄養素（1人分）　56kcal（タンパク質：4.1g　脂質：4.7g　炭水化物：0.2g）　PFC比 27：71：2

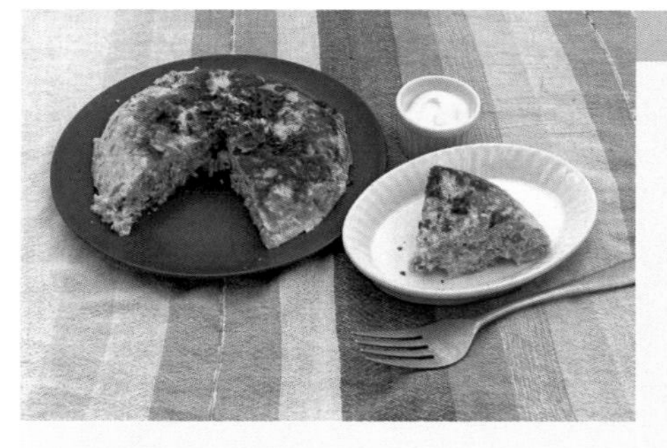

缶詰や総菜を使ったレシピ　**缶詰**

鮭缶のスペインオムレツ

鮭缶を使って手軽にボリュームアップ！
にんにくが隠し味のマヨソースと相性抜群です

材料（3～4人分）

A
・鮭の水煮缶…150g（ほぐす）
・卵…3個
・ブロッコリー（冷凍）…100g
（解凍して水気を絞り粗みじん切り）
・牛乳…大さじ2
・粉チーズ…大さじ2
・塩こしょう…少々

・オリーブ油…小さじ2

ソース
・マヨネーズ…大さじ3
・牛乳…大さじ1
・おろしにんにく…小さじ1/4

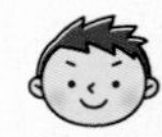

大好きな鮭缶と卵が出会ったら…?!
美味しいに違いないよね！

作り方

① Aを混ぜ、オリーブ油を熱したフライパン（直径15cm）に流し入れ、蓋をしてごく弱火で焼く。
② 8分がた火が通ったら、皿を使ってひっくり返し、裏面も焼く。お好みで刻みパセリを散らす。
③ ソースの材料を混ぜ、お好みでつけながらいただく。

栄養素（1人分）　295kcal（タンパク質：21.1g　脂質：23.0g　炭水化物：3.8g）　PFC比 28：67：5

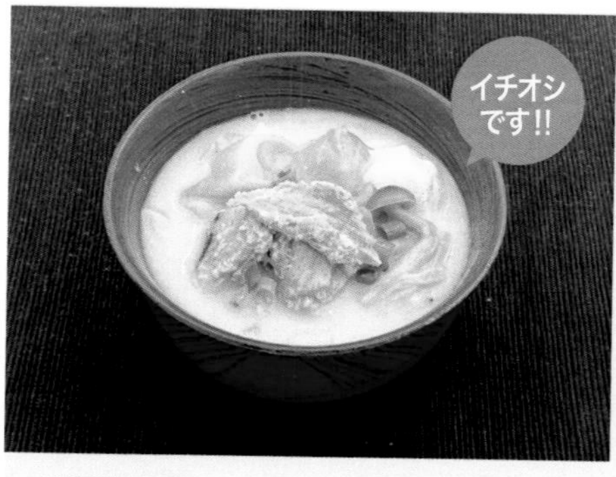

缶詰や総菜を使ったレシピ　缶詰

鮭缶の石狩鍋風みそ汁

鮭缶でお手軽！牛乳と味噌で作るコクのあるスープが具材とベストマッチ!!

材料（3～4人分）

- 鮭の水煮缶…150g
- キャベツ…80g（ざく切り）
- 長ねぎ…40g　（斜め薄切り）
- しめじ…100g（子房に分ける）
- 豆腐…150g（角切り）
- 牛乳…100cc
- みそ…大さじ2
- 顆粒だし…小さじ2/3
- バター…15g
- 小ねぎ…お好みで

ポイント

お好みの野菜を入れても美味しく召し上がれます。

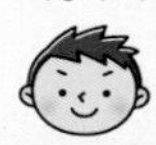

味噌汁は嫌いだけど、これは美味しい！
僕のおススメ！

作り方

① 鍋にバターを熱し、キャベツ、長ねぎ、しめじを炒める。
② 鮭の水煮缶（汁ごと）、牛乳100ccとで全600ccになるように水も加えて煮立たせる。具材が柔らかくなったら、みそ、顆粒だしを加えて火を止める。お好みで小口切りにした小ねぎを散らす。

栄養素（1人分）　198kcal（タンパク質：17.8g　脂質：11.9g　炭水化物：8.5g）　PFC比34：50：16

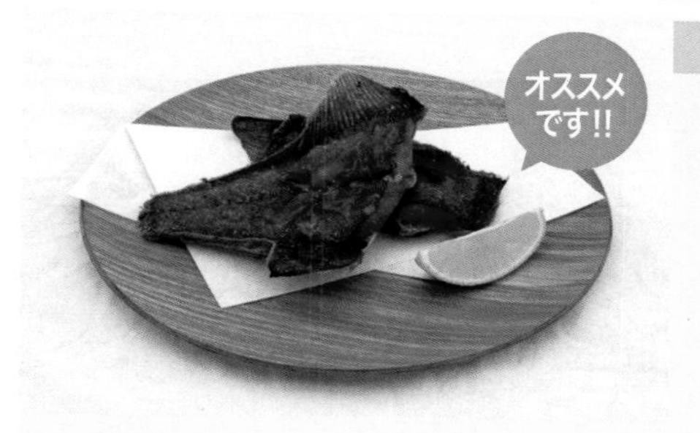

魚介類を使ったレシピ

カレイの唐揚げ

お魚の料理で迷ったらこれ!!
みんな大好きお魚の唐揚げ

外はパリパリ中はふっくら！
美味しくて何匹も食べたくなっちゃう！

材料（1～2人分）

- カレイ…2尾（300g程度）
（ウロコ、エラ、腹ワタを取り、水で洗い、水分をよく拭き取る。表面に十字の切込みを入れる）
- 大豆粉…適量
- 塩こしょう…適量
- 揚げ油…適量
- レモン…適量

ポイント

アジ、サバ、わかさぎ、カサゴ、マス…
お好みのお魚でも美味しい！

【糖質コメント】体調に合わせて大豆粉を片栗粉でも。硬さが出ますが素揚げでも。

作り方

① カレイに塩こしょう、大豆粉を振って、170℃の油で15～20分程度じっくり揚げる。
（切り身や小さめの魚は180～190℃で火が通るまで揚げる）
② お好みでくし切りのレモンを添える。

栄養素（1人分）　366kcal（タンパク質：31.9g　脂質：26.4g　炭水化物：2.4g）　PFC比34：63：3

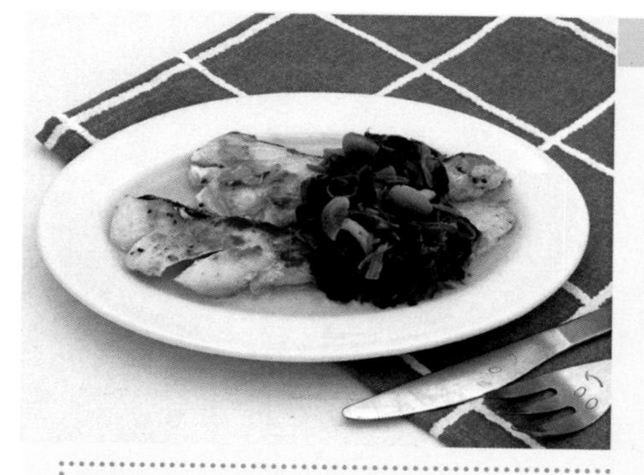

魚介類を使ったレシピ

タラのソテーほうれん草のクリームソース

タラの旨味がほうれん草クリームの美味しさをひき出す！

材料（作りやすい量）

- タラ…80g ×2切れ
（塩を振り水分を拭き取る）
- オリーブ油…小さじ2
- 大豆粉…適量

A
- 生クリーム…50cc
- コンソメ顆粒…小さじ1/3
- ガーリックパウダー…少々

- ほうれん草…120g
（3cm幅。塩茹で後水に放ち絞る）
- しめじ…50g
（食べやすい大きさに切る）
- 塩こしょう…少々

【糖質コメント】大豆粉の代わりに小麦粉でも。体調で調整してください。

生クリームは最高！
タラやホウレン草との相性も抜群！

作り方

① オリーブ油小さじ1を熱したフライパンに、大豆粉を薄くまぶしたタラの両面を焼き、塩こしょうで味を整える。
② タラを取り出したフライパンに、オリーブ油小さじ1を熱して、ほうれん草、しめじを炒め、Aを加え塩こしょうで味を整える。

栄養素（1人分）　449kcal（タンパク質：37.2g　脂質：31.7g　炭水化物：10.8g）　PFC比31：60：9

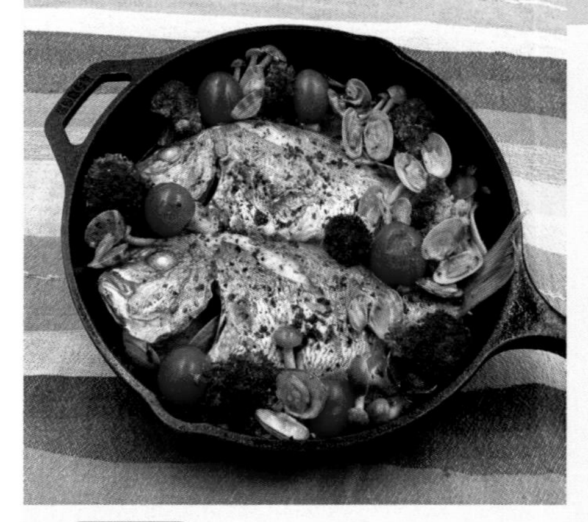

魚介類を使ったレシピ

鯛のアクアパッツァ

魚介を煮込むイタリア料理。旨味たっぷりで見た目も豪華！作り方はとてもシンプル!!

材料（作りやすい量）

- 鯛…400～500ｇ
- あさり…150ｇ
- ブロッコリー…80ｇ（子房）
- ミニトマト…6個
- きのこ…50ｇ（お好みの大きさ）
- にんにく…1片（つぶす）
- アンチョビペースト…10ｇ
- 塩こしょう…適量
- オリーブ油…適量
- パセリ…お好みで

ポイント

タラ、スズキ、サケ、サワラや切り身魚を使っても。アンチョビペーストはハーブソルトでも代用できます。

【糖質コメント】パンと一緒に食べることもおススメですが、体調に合わせて調整をしてください。

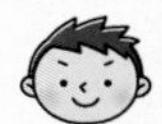

オリーブ油と白身魚の旨味が合わさった味が大好き!!

作り方

① 鯛は、内臓・うろこを取り除き、キッチンバサミでヒレを切り落とす。血合いや汚れを洗って取り除く。塩を振り、出てきた水分を拭き取る。あさりは塩水につけ砂抜きする。
② フライパンにオリーブ油大さじ2、にんにくを熱し、アンチョビペーストを加える。にんにくの香りが立ってきたら鯛を入れて焼く。片面が焼けたらひっくり返し、きのこ、ブロッコリー、あさり、ミニトマト、水200cc（魚の1/3程度が浸るくらい）を加え、蓋をして15分程度、火が通るまで加熱する。
③ 塩こしょう、お好みで刻みパセリ、オリーブ油を加える。

栄養素（1人分） 401kcal（タンパク質：42.9ｇ　脂質：25.3ｇ　炭水化物：7.0ｇ）PFC比40：53：7

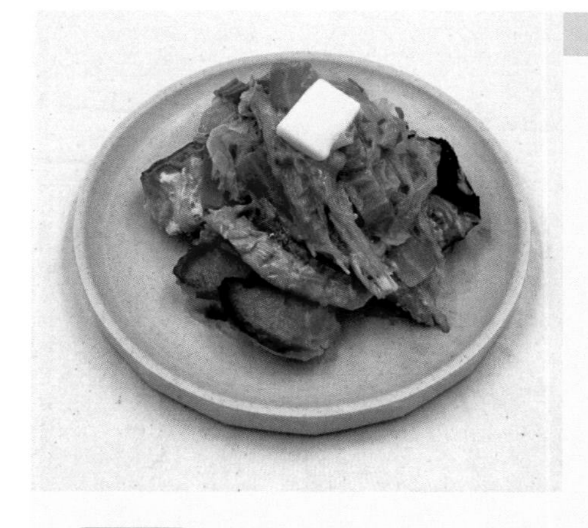

魚介類を使ったレシピ

ちゃんちゃん焼き

バターの風味をまとった野菜もたっぷり摂れるボリューム満点なお魚メニュー

作り方（2人分）

- 生鮭…3切れ（ウロコを取って、塩を振り、出てきた水分を拭き取り、塩コショウする）
- キャベツ…150ｇ（ざく切り）
- きのこ…50ｇ（お好みの大きさ）
- にんじん…40ｇ（短冊切り）
- じゃがいも…100ｇ（皮をむき1cm幅を半分に切る）
- バター…10～20ｇ
- オリーブ油…小さじ2

ソース
- マヨネーズ…大さじ3
- 牛乳…大さじ1
- みそ…大さじ2
- しょうゆ…小さじ1
- 砂糖…ひとつまみ
- おろしにんにく…少々

ポイント

とろけるチーズや、ソースにMCTパウダー・MCTオイルを加えてもいいですね。

【糖質コメント】じゃがいもは体調に合わせて量を加減してください。

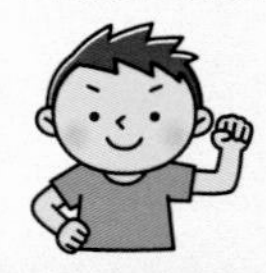

マヨネーズの効いたソースで食べる鮭や野菜がとっても美味しいよ！

材料

① フライパンにオリーブ油をしき、じゃがいも、生鮭、キャベツ、にんじん、きのこの順に入れて、蓋をして弱火で20分間加熱する。
② ソースを混ぜ、①にまんべんなくかけ、バターをのせて、軽く蒸し焼きにして完成。

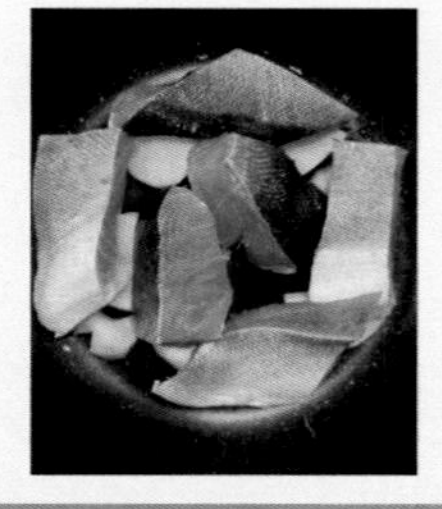

栄養素（1人分） 430kcal（タンパク質：31.4ｇ　脂質：28.6ｇ　炭水化物：18.7ｇ）PFC比28：56：16

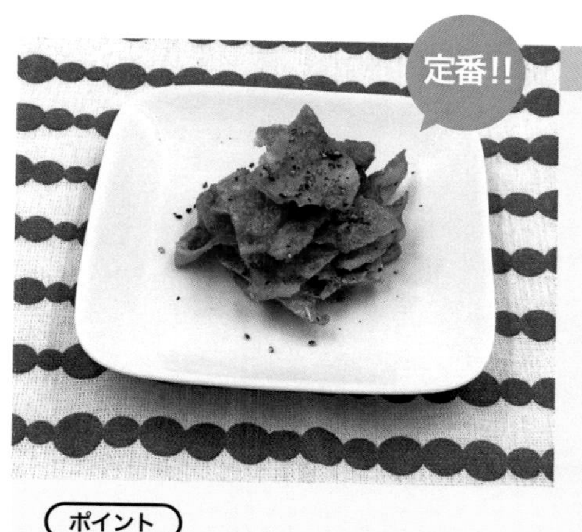
定番!!

疲れた時のカロリーUPレシピ　鶏皮

鶏皮チップス

たくさん作っても直ぐなくなってしまう鶏皮チップ

カリッとジュワッと美味し過ぎて困っちゃう。いつも家族で取り合いに (*^^*)

材料（作りやすい量）

- 鶏皮…適量　（食べやすい大きさに切る）
- 塩こしょう…適量
- ガーリックパウダー…適量

作り方

①フライパンに鶏皮を広げながら並べ、中火で加熱する。フライ返し等で平らになるように押し付けながら焼く。
②両面がカリッと焼けたら油を切り、塩こしょう、お好みでガーリックパウダーをふる。

ポイント

焼いた際に出てきた油でカリッと焼き上げます。

栄養素（1人分）　190kcal（タンパク質：2.7g　脂質：20.6g　炭水化物：0.1g）PFC比5：95：0

食物繊維を摂れるレシピ　わかめ

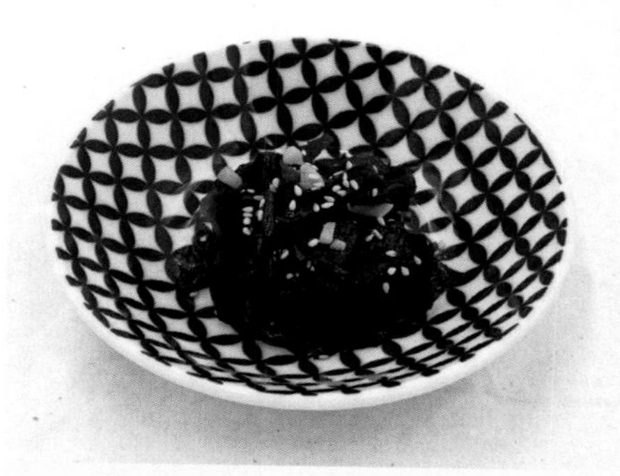

わかめのガーリックゴマ油炒め

ミネラルたっぷりわかめをにんにくとゴマ油でコクある美味しさに！

材料（3～4人分）

- 乾燥わかめ…10g（水に戻し、3cmに切る）
- にんにく…1片（みじん切り）
- ゴマ油…大さじ1
- 麺つゆ（2倍濃縮）…小さじ1
- しょうゆ… 小さじ1
- 白いりごま…大さじ1
- こしょう…少々

作り方

① フライパンににんにくとゴマ油を熱し、香りが立ってきたら、わかめを入れて炒める。
② 麺つゆ、水大さじ1を入れて炒め、仕上げにこしょう、しょう油、白いりごまを加えて混ぜる。

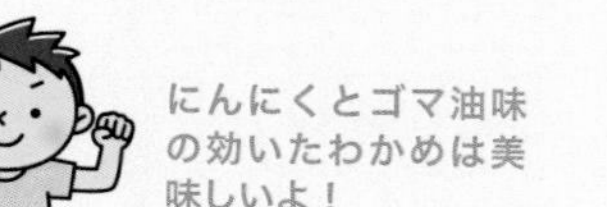
にんにくとゴマ油味の効いたわかめは美味しいよ！

栄養素（1人分）　58kcal（タンパク質：1.3g　脂質：5.2g　炭水化物：2.5g）PFC比8：76：16

食物繊維を摂れるレシピ　昆布

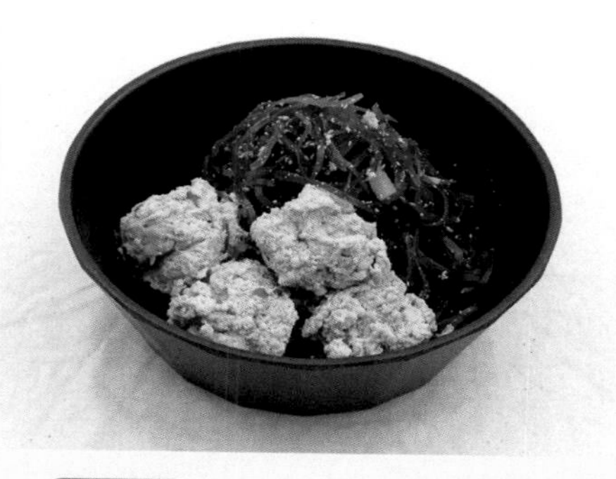

たらこ昆布の塩バター煮

塩バター味のたらこを切り昆布の旨味でたっぷり食べられる

材料（作りやすい量）

A
- 真たらこ…200g（サッと洗い3cm幅に切る）
- 切昆布…150g（サッと洗い食べやすい大きさに切る）
- しょうが…1かけ（細切り）
- 白だし…大さじ2（4倍濃縮）

- バター…10g

作り方

① Aを鍋に入れ、蓋をして中火で火が通るまで煮る。
② バターを入れる。

ポイント

冬が旬のマダラの子を使用

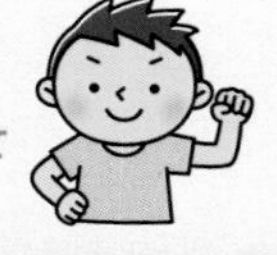

たらこ＆昆布とバターって相性抜群！

栄養素（1人分）　80kcal（タンパク質：10.2g　脂質：3.6g　炭水化物：5.5g）PFC比43：34：23

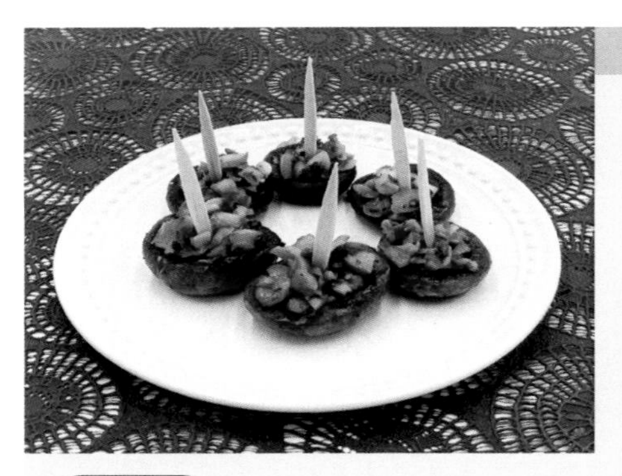

食物繊維を摂れるレシピ　きのこ

きのこのセゴビア風

ピンチョス風できのこを美味しく！

材料（作りやすい量）

- マッシュルーム…50g
（軸はみじん切り）
- ソーセージ…2本
（みじん切り）
- にんにく…1/2片
（みじん切り）
- 塩こしょう…少々
- オリーブ油…大さじ1

作り方

① オリーブ油を熱したフライパンで、にんにくを炒めて香りを出し、ソーセージ、マッシュルームの軸を加え、炒めたら取り出す。
② マッシュルームをしんなりするまで炒め、塩こしょうする。
③ ②に①をのせ、お好みで刻みパセリを散らす。

ポイント

お好みで一味唐辛子を振っても！

にんにくソースが美味しくて、
きのこをいっぱい食べられちゃう！

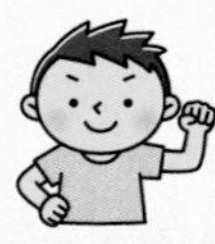

栄養素（1人分）	229kcal（タンパク質：5.6g　脂質：22.9g　炭水化物：2.8g）　PFC比9：86：5

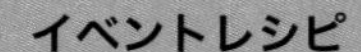

イベントレシピ　クリスマス・ケーキ

ベイクドチーズケーキ

混ぜて焼くだけの簡単ベイクドチーズケーキ
甘くないホイップクリームやフルーツを
デコレーションしてアニバーサリーケーキとしても

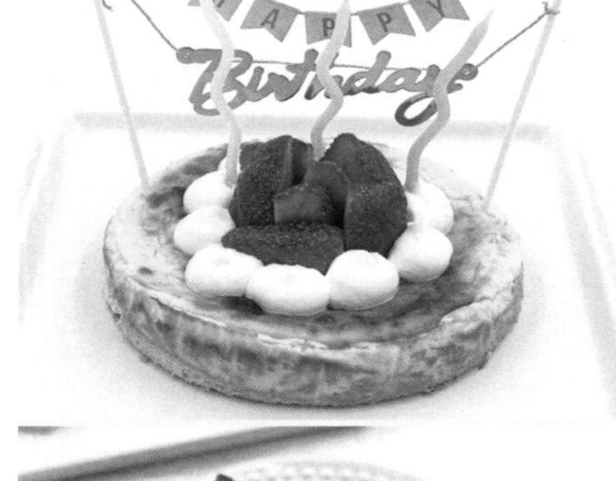

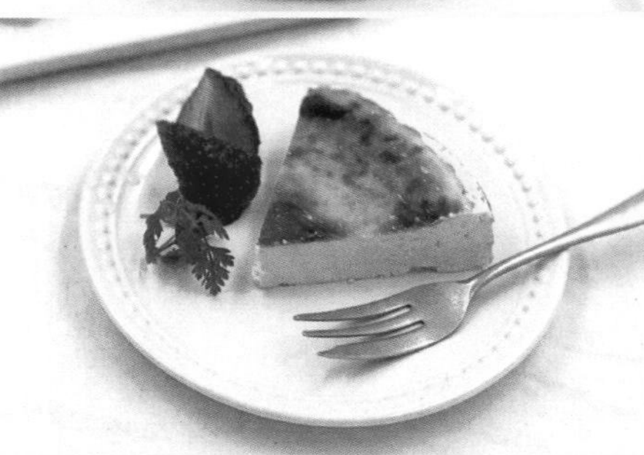

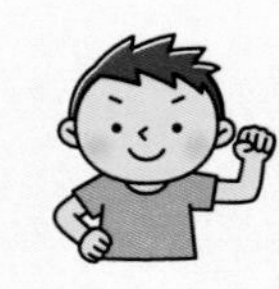

甘くなくて食べやすいケーキ！
誕生日に食べられるケーキで嬉しいな!!

材料（15cm丸型1個分）

- クリームチーズ…200g
- ラカント…20g
- 卵…2個
- 水切りヨーグルト…100g
（オイコス、パルテノでも）
- 生クリーム…100cc

作り方

① 丸型にクッキングシートを敷き、オーブンを170℃に予熱する。
② クリームチーズは電子レンジで500wで10秒間ずつ加熱し、柔らかくする。ラカントを加え、泡立て器で練り混ぜる。卵、ヨーグルト、生クリームの順に加え、それぞれよく混ぜ合わせ、型に流し込む。
③ オーブンで45分間程度焼き、焼き色がついて中までしっかり火が通ったら、そのままオーブンの中で30分間休ませる。（ひび割れや凹みを少なくなります）
④ 粗熱が取れたら、型のままひと晩冷蔵庫で冷やすとより美味しく召し上がれます。

ポイント

- 甘くない大豆チーズクッキーを崩し、バターと混ぜ合わせたものを底に敷いて土台としても。
- 冷凍保存する際は、ぴったりラップに包み、保存2週間を目安にお召し上がりください。

【糖質コメント】
- ラカントの量は体調や好みで分量を調整されてください。
- ご家族は、ブルーベリーソースと一緒に召し上がっても。

栄養素（1人分）	229kcal（タンパク質：6.5g　脂質：21.0g　炭水化物：6.9g）　PFC比11：78：11

イベントレシピ　ケーキ

濃厚レアチーズケーキ

混ぜるだけ!! 簡単レアチーズケーキ

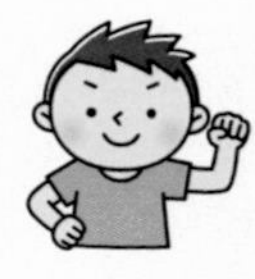

クリームとチーズの味が濃くて、すごく美味しいよ！

材料（15cm 丸型 1 個分）

- クリームチーズ…200ｇ
- 生クリーム…200cc
- レモン汁…大さじ 1
- ラカント…15ｇ
- ゼラチン…5ｇ

作り方

① 丸型の内側にラップをしく。ゼラチンは大さじ 2 の水でふやかす。
② クリームチーズは、電子レンジで 500w10 秒間ずつ加熱し柔らかくし、ラカントを加えて泡立て器でよく練り混ぜる。レモン汁を加えた後に、生クリームを加えよく混ぜる。
③ ゼラチンは電子レンジ 500w で 20～30 秒間加熱し溶かし、少量の②を混ぜて馴染ませた後に、②に入れてよく混ぜ、型に流し入れ 2 ～ 3 時間冷蔵庫で冷やす。

ポイント

生クリームを五分立てにして加えると、フワッと軽い食感のレアチーズケーキに！

【糖質コメント】
- ラカントの量は体調や好みで分量を調整されて下さい。
- ご家族は、メイプルシロップをかけても美味しく召し上がれます。

栄養素（1 人分） 252kcal（タンパク質：4.1ｇ　脂質：25.3ｇ　炭水化物：5.6ｇ）PFC 比 6：85：9

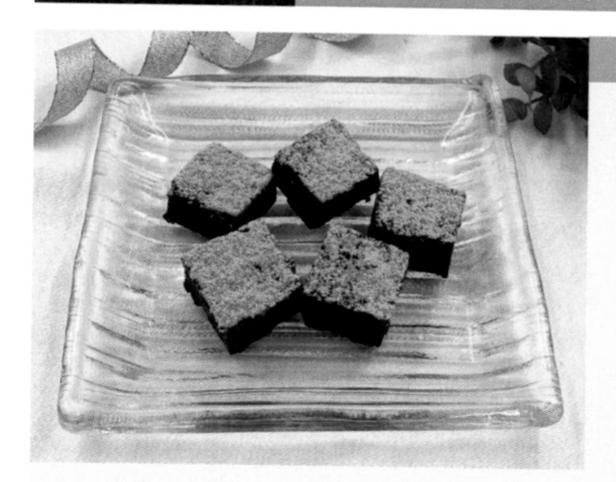

イベントレシピ　バレンタインデー

きな粉風味の生チョコ

お好きなハイカカオチョコを使って、手作り生チョコレート！

きな粉のトッピングがとってもお気に入り！

材料（10×4cm の型）

- ハイカカオチョコレート…100ｇ（包丁で細かく刻む）
- 生クリーム…50ｇ
- きな粉…適量

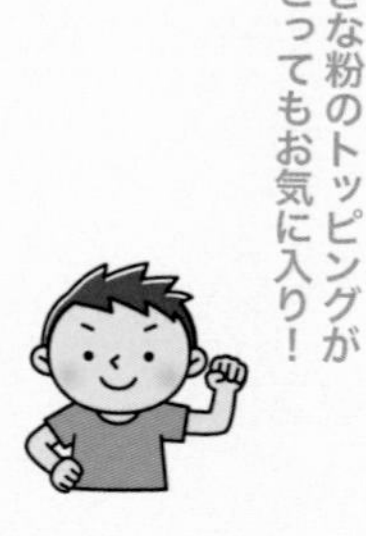

作り方

① 生クリームを鍋に入れ、弱火で沸騰直前まで温める。火から下ろしてチョコレートを入れゴムベラ等で混ぜて溶かす。
② ラップを敷いた型に①を流し込み、冷蔵庫で冷やし固める。
③ 10 等分に切り分け、きな粉をふる。

【糖質コメント】
体調に合わせて食べる量を調整してください。

栄養素（1 人分） 255kcal（タンパク質：3.6ｇ　脂質：21.0ｇ　炭水化物：13.9ｇ）PFC 比 6：73：21

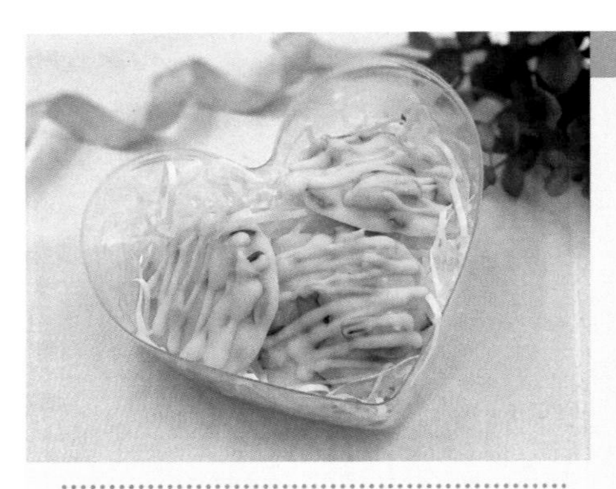

イベントレシピ　バレンタインデー

ホワイトチョコナッツ

テンパリング不要の簡単チョコレート
バレンタインデーの手作りチョコに!!

大好きなホワイトチョコとナッツの組み合わせは間違いない！ 食べ過ぎには注意しなくちゃね！

【糖質コメント】
体調に合わせて食べる量を加減してください。

材料（8個分）

- 糖質30%オフホワイトチョコレート…70g
（細かく刻む）
- 無塩ミックスナッツ…20g
（刻んでザルに入れ、皮をざっとふり落とす）

作り方

① ホワイトチョコレートは、耐熱容器に入れて、電子レンジで500w10秒間ずつ加熱し溶かす。溶けたらゴムへラでよく混ぜる。少量をペーパーコルネに取り分けておく。
② 残りの①にミックスナッツを加え混ぜ、クッキングシートの上にスプーンですくって丸型に伸ばす。
③ ペーパーコルネのチョコレートで、②にライン模様を描く。

栄養素（1人分）　273kcal（タンパク質：4.2g　脂質：22.5g　炭水化物：13.9g）　PFC比6：74：20

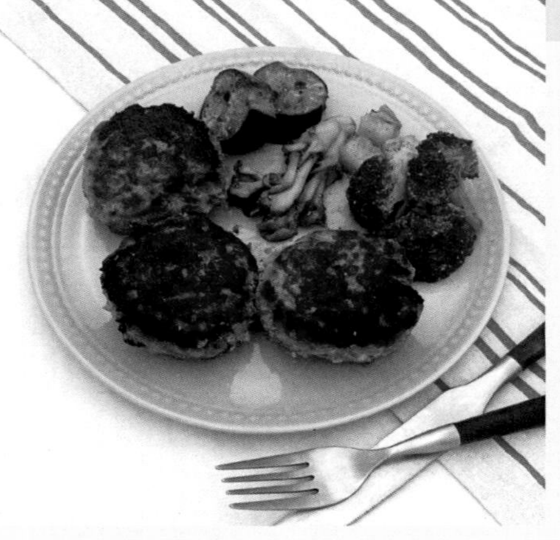

知っておくと便利置き換え食品のレシピ　つなぎ・高野豆腐

高野豆腐がつなぎのジューシーハンバーグ

パン粉不使用、玉ねぎを減らして糖質オフ
高野豆腐が肉汁をしっかり閉じ込めてくれる！

ポイント
みじん切りにしたお好みの野菜（ブロッコリー、ほうれん草、もやし、ごぼう等）をタネに、チーズを中心に入れても美味しく召し上がれます。

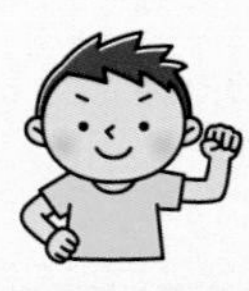

レストランのハンバーグよりもジューシーで大好き!!

材料（作りやすい量）

A
- 牛豚合ひき肉…500g
- 玉ねぎ…50g
（みじん切りにして、電子レンジで600w3分間加熱する）
- きのこ…100g（みじん切り）
- 高野豆腐…10g（すりおろす）
- 卵…1個
- 牛乳…30cc
- ナツメグ…少々（あれば）
- 塩こしょう…適量

- オリーブ油…適量
- 付け合わせの野菜…お好みで

作り方

① Aを粘り気が出るまで混ぜ合わせ、中心をへこませた円盤型に成形する。
② フライパンにオリーブ油を熱し、中火で両面がキツネ色がつくまで焼き、蓋をして弱火で中まで火を通す。

栄養素（1人分）　252kcal（タンパク質：17.2g　脂質：21.1g　炭水化物：1.9g）　PFC比26：71：3

おわりに

息子は1か月健診で、身長や体重の増加が少なく近医で経過観察となりました。「母乳はたくさん飲めているはずなのに（飲む前後の体重、排せつ回数を見て）成長しないのは何故か」とても心配をしました。何が足りないのか…？どこかが悪いのか…?! その後も体重増加があまり見られず、少し黄疸も続いていることから専門施設を紹介され、「シトリン欠損症」と診断されました。

今考えるとすぐ気が付いてあげられず、可哀そうな事をしてしまったととても申し訳なく思います。その頃から食事の記録を書き始めました。栄養相談の際、藤谷先生からいただいたアドバイスもこの食事記録にたくさん書き込んでいました。食事以外にも息子が日々どんな遊びや活動をしていたのか、どんな体調だったのか…。振り返れば、息子との思い出つくりの日記のようなものでもありました。

まだ小さい頃は低血糖を気にしながらの日々で、何かの感染症にかからないか、いつもドキドキして過ごしていました。ですが体調がおかしい時は主治医の先生が24時間受け入れてくださり、栄養が摂れていない時は藤谷先生がいつも親身に相談にのってくださり、体質柄大変なことも多かったのですが、大事なところを確実に支えて貰えていたので、とても心強い気持ちでいられました。

そんな息子も成長し、段々と自分の病気のことを他人に話せるようになり、気がつけば藤谷先生の栄養相談も息子が隣でしっかり話を聞くようになりました。そんな頃、「息子自身や将来の家族がこの食事記録で何かの役に立つかもしれない」そして、「息子の大好きな料理のレシピも残したい」そんな思いを藤谷先生に打ち明け、この本を書き始めました。

息子に対しては今後どんどん親の手から離れていくと思うのですが、その時々の体調に合う食べ物を選ぶ。欠食せず必要な補食も摂る。自分の体質を理解し、必要に応じて人に説明する。自分で好きな料理を作る。そんなことが出来るようになって欲しいと願い、今後も家族で頑張っていきたいです。いつまでも息子らしく幸せに元気に生活していけるように、自分で食事と休息を管理しながら、身体と心の健康もしっかり持続出来るようになって欲しいです。

また、シトリン欠損症の認知度がもっと上がり「シトリンっ子のみんなが生きやすい世の中」になって欲しいと心から願っております。

息子の成長を、我が子のようにここまで温かく見守って下さり、高木家の生活に寄り添った食事指導をして下さった管理栄養士の藤谷朝実先生、毎回的確なアドバイスを下さる主治医の乾あやの先生、入院の時に毎回一生懸命協力してくれた両親と家族、一緒に励ましあってくれる患者会で知り合った素敵な仲間の方々に、心から感謝申し上げます。

そして、いつも「おいしい」とごはんを食べてくれる息子と家族にありがとう。

最後になりますが、この本を作るにあたって、想いを応援して下さった平成出版の須田早様、想いを形にして下さった大井恵次プロデューサー、膨大な量の栄養計算をして下さった管理栄養士の松井佳南子先生、そして全てを後押しして全面的に協力頂きました藤谷朝実先生に感謝と敬意を申し上げます。

2023年10月
高木泰子

■栄養量一覧（1）

掲載ページ	料理名	エネルギー kcal	たんぱく質 g	脂質 g	飽和脂肪酸 g	MCT mg	コレステロール mg	炭水化物 g	食物繊維総量 g
P.17	離乳食中期①	204	10.7	9.4	1.93	4798	22	20.9	1.2
P.17	離乳食中期②	236	14.7	10.8	2.97	4923	34	22.4	1.3
P.17	離乳食中期③	107	8.8	4.1	1.30	98	31	10.6	2.3
P.19	離乳食後期①	113	8.5	8.0	3.70	377	17	3.7	1.3
P.19	離乳食後期②	142	6.8	11.5	4.70	90	24	5.2	1.0
P.19	離乳食後期③	126	11.7	5.3	2.91	300	41	9.8	1.1
P.19	離乳食後期④	130	10.1	8.8	3.33	196	36	4.6	1.0
P.19	離乳食後期⑤	113	11.7	5.4	1.84	154	36	5.5	0.6
P.19	離乳食後期⑥	164	7.4	12.1	5.05	105	47	8.3	1.1
P.20	ブロッコリーカルボナーラ味	88	5.0	7.1	3.85	394	47	3.4	2.0
P.20	揚げカボチャのパルメザンチーズかけ	89	3.0	5.7	1.36	102	5	8.3	1.4
P.21	離乳食完了期①	152	8.7	8.9	3.37	185	194	10.1	0.5
P.21	離乳食完了期②	235	18.7	13.6	3.30	112	57	12.9	1.1
P.21	離乳食完了期③	176	10.3	10.5	4.57	13	36	11.7	1.1
P.21	離乳食完了期④	156	9.5	7.5	1.85	1	198	13.8	1.5
P.21	離乳食完了期⑤	121	13.2	3.1	1.56	162	42	12.1	2.1
P.21	離乳食完了期⑥	186	14.5	9.6	2.78	1	59	12.5	2.0
P.24	おにぎり弁当	282	13.4	12.9	3.20	11	60	29.7	1.1
P.44	野菜たっぷりチーズクラムチャウダー	213	13.9	13.3	5.69	395	36	14.9	5.2
P.44	トマトで作るミネストローネ	114	4.2	6.9	2.25	30	7	11.7	4.3
P.45	ごぼうのポタージュスープ	167	4.7	12.5	5.06	578	19	12.5	3.4
P.25	細切り野菜のわかめスープ	55	3.7	3.3	0.81	4	6	3.9	2.0
P.25	ニラのユッケ風	78	3.7	6.8	1.65	0	180	2.9	1.5
P.45	ボイルキャベツとホタテの和えサラダ	48	4.7	1.7	0.21	1	10	5.1	1.4
P.26	グリンピースとベーコンのホットサラダ	173	11.0	11.5	3.71	30	192	8.9	4.7
P.45	モロヘイヤのパリパリ揚げ	37	1.4	3.2	0.35	1	0	1.9	1.8
P.46	ブロッコリーの唐揚げ	195	5.8	15.6	1.72	5	0	12.3	5.1
P.46	ほうれん草のカルボナーラ風	212	11.4	18.8	5.89	148	372	4.3	2.8
P.46	ポテトとシーフードミックスの塩バターソテー	99	5.8	6.8	2.38	143	51	5.7	3.0
P.47	ナスのミートグラタン	367	25.5	27.6	10.72	509	254	9.7	3.0
P.47	たっぷり野菜のドライカレー	485	31.8	30.2	10.00	34	268	29.1	4.9
P.48	おかわり！大根菜としらすのふりかけ	31	2.3	2.2	0.32	0	16	1.2	0.9
P.26	砂肝とブロッコリーのアヒージョ	127	12.7	8.3	1.19	0	120	2.3	1.6
P.29	鶏もも肉の塩こしょうソテー	617	49.9	47.6	13.8	5	267	0.3	0.0
P.48	魚の塩煮（マース煮風）	191	28.0	9.1	2.61	44	114	1.3	0.2
P.48	甘さ控えめチンジャオロース	231	22.8	15.1	5.04	13	59	5.1	1.6
P.49	塩おでん	494	37.6	34.8	9.55	27	317	15.2	4.3
P.49	包まないチーズ餃子	435	27.0	29.7	10.47	400	89	21.9	2.4
P.49	餃子	433	25.1	25.0	7.46	32	74	33.1	2.9
P.50	ポトフ	340	22.0	22.7	7.01	26	93	20.8	8.6
P.50	カレーライス	465	23.9	26.2	8.55	39	95	43.8	10.0
P.50	シュクメルリ	616	27.7	43.1	16.45	1548	128	41.5	9.5
P.50	スープスパゲティ	449	26.0	23.3	7.16	27	93	44.3	10.9
P.51	糖質オフキャベツシュウマイ	450	36.4	32.9	11.26	54	182	12.7	4.5
P.51	シュウマイ	501	37.0	33.0	11.32	54	182	22.6	2.5
P.51	とん平焼き	516	32.4	40.5	10.31	28	449	9.2	2.0
P.51	お好み焼き	599	22.1	26.2	5.69	20	166	72.4	4.7
P.52	鶏ひき肉のもちもちチヂミ	477	31.7	34.6	10.21	498	198	13.8	1.1
P.52	チヂミ	464	19.0	21.7	6.56	395	106	50.4	2.2
P.30	具たくさんマカロニなしグラタン	396	30.1	29.8	13.12	1075	157	7.7	3.4
P.29	マカロニグラタン	511	34.4	30.4	13.25	1075	157	31.8	5.2
P.52	手羽先と白菜のとろとろスープ	232	17.5	16.4	4.24	16	108	7.6	2.6
P.30	タコス	633	33.0	43.8	13.40	503	228	33.5	3.6
P.53	ペッパーランチ風	400	30.8	22.3	9.11	296	93	25.4	2.9

カルシウム mg	鉄 mg	レチノール活性当量 μg	ビタミンD μg	ビタミンK μg	ビタミンB1 mg	ビタミンB2 mg	葉酸 μg	ビタミンC mg	食塩相当量 g	P : F : C
166	1.7	157	8.5	43	0.22	0.37	56	41	0.3	20 : 40 : 40
219	1.7	171	2.3	17	0.22	0.39	34	19	0.8	24 : 40 : 36
117	0.9	126	1.2	251	0.08	0.17	58	6	0.5	31 : 32 : 37
167	0.7	55	0.0	187	0.05	0.18	31	0	0.5	28 : 60 : 12
42	0.8	37	0.2	28	0.06	0.10	43	18	0.4	18 : 68 : 14
103	0.3	74	5.4	6	0.06	0.28	28	18	0.6	35 : 36 : 29
105	0.7	42	0.2	12	0.07	0.16	21	2	0.2	29 : 58 : 13
73	0.3	31	1.2	12	0.03	0.07	16	3	0.7	40 : 41 : 19
63	0.9	65	0.6	34	0.21	0.13	35	8	0.5	17 : 64 : 19
94	0.7	79	0.4	87	0.08	0.15	93	56	0.2	20 : 66 : 14
71	0.2	144	0.0	18	0.03	0.07	17	17	0.2	13 : 53 : 34
87	0.8	145	1.9	16	0.05	0.26	34	1	0.5	22 : 52 : 26
51	1.6	21	6.8	7	0.16	0.42	19	4	1.4	30 : 49 : 21
13	0.9	28	0.4	24	0.06	0.13	22	3	0.9	23 : 52 : 25
66	1.3	153	2.5	41	0.06	0.22	53	5	0.7	24 : 42 : 34
75	0.6	39	0.7	64	0.11	0.13	41	22	0.9	41 : 21 : 38
27	0.8	46	0.8	19	0.12	0.15	38	8	0.9	30 : 44 : 26
14	0.7	10	0.2	16	0.15	0.13	11	7	1.4	19 : 40 : 41
170	1.7	93	0.4	73	0.23	0.35	111	54	2.0	24 : 51 : 25
37	0.6	22	0.2	32	0.16	0.10	54	33	1.6	14 : 49 : 37
105	0.4	54	0.3	4	0.09	0.15	31	10	0.9	10 : 62 : 28
27	0.8	89	0.1	80	0.13	0.09	71	11	1.2	24 : 50 : 26
58	1.2	249	1.8	96	0.07	0.14	75	10	0.6	17 : 70 : 13
38	0.8	10	0.0	59	0.04	0.08	76	31	0.8	34 : 28 : 38
51	1.6	126	2.0	20	0.23	0.26	63	14	0.8	24 : 57 : 19
78	0.3	252	0.0	197	0.05	0.13	75	20	0.2	14 : 68 : 18
52	1.4	75	0.0	236	0.17	0.24	223	140	0.7	11 : 66 : 23
178	3.6	575	3.7	284	0.23	0.40	256	39	1.2	20 : 73 : 7
14	0.6	15	0.2	2	0.09	0.07	17	9	0.7	22 : 57 : 21
196	2.6	207	2.2	23	0.41	0.51	73	9	1.6	26 : 64 : 10
65	3.9	152	2.4	92	0.64	0.60	129	61	2.2	25 : 53 : 23
78	0.7	74	0.8	51	0.03	0.04	29	10	0.3	28 : 58 : 14
20	1.9	27	0.0	83	0.09	0.23	89	45	0.9	38 : 55 : 7
17	1.9	121	1.2	89	0.30	0.45	39	9	2.1	32 : 68 : 0
39	0.7	66	24.0	0	0.10	0.19	23	1	1.4	56 : 41 : 3
41	1.7	14	0.3	10	0.10	0.25	28	16	1.5	37 : 55 : 8
166	3.1	157	2.8	66	0.28	0.42	63	19	3.4	29 : 60 : 11
173	1.9	133	0.4	93	0.76	0.35	77	26	1.5	23 : 58 : 19
66	2.0	84	0.4	91	0.77	0.30	74	26	1.3	22 : 49 : 29
91	1.5	57	0.4	172	0.33	0.22	183	110	2.6	24 : 54 : 22
101	1.9	58	0.4	172	0.34	0.23	185	110	3.3	19 : 46 : 35
185	1.7	170	0.5	177	0.35	0.30	191	111	2.6	17 : 58 : 25
102	2.1	102	0.4	176	0.42	0.26	208	125	2.8	21 : 43 : 36
110	3.1	56	1.6	130	1.31	0.54	167	65	2.6	30 : 60 : 10
50	2.9	50	1.6	13	1.27	0.51	52	4	2.6	28 : 55 : 17
104	2.7	229	4.1	119	0.77	0.64	130	43	2.8	24 : 69 : 7
93	1.9	84	1.4	107	0.49	0.31	104	42	3.0	15 : 38 : 47
224	2.3	230	1.3	81	0.20	0.44	66	6	2.7	26 : 63 : 11
161	1.3	195	0.8	72	0.13	0.28	60	7	2.4	16 : 41 : 43
297	2.6	340	0.6	164	0.24	0.47	158	21	2.2	29 : 64 : 7
303	3.1	340	0.6	164	0.31	0.49	163	21	2.2	26 : 51 : 24
110	1.4	62	0.5	159	0.13	0.15	131	40	2.0	28 : 60 : 12
195	3.0	206	1.5	70	0.25	0.51	95	38	2.8	20 : 60 : 20
32	2.3	69	0.5	75	0.19	0.41	87	46	2.1	29 : 47 : 24

■栄養量一覧（2）

掲載ページ	料理名	エネルギー kcal	たんぱく質 g	脂質 g	飽和脂肪酸 g	MCT mg	コレステロール mg	炭水化物 g	食物繊維総量 g
P.53	ぎゅうぎゅう焼き	577	32.4	44.1	13.62	58	85	20.6	9.2
P.54	包まないロールキャベツ	437	32.7	32.3	11.23	63	197	11.8	3.9
P.54	韓国風水炊きタッカンマリ	495	39.3	28.5	8.50	7	184	29.3	7.8
P.55	ミートボールスパゲティ	599	42.2	38.9	13.00	91	337	28.3	5.8
P.55	カオマンガイ	373	26.8	21.5	6.62	2	134	20.2	0.9
P.56	ジャンバラヤ	456	29.2	28.2	8.80	13	145	25.0	1.8
P.56	クッパ	406	30.6	21.6	6.78	15	244	28.5	4.3
P.32	MCTパウダー入りおにぎり（1つ分）	270	11.1	13.6	8.5	6192	45	24.9	1.2
P.57	MCTクッキー（2枚分）	92	4.1	5.8	3.8	58	18	6.8	1.1
P.57	甘くない大豆チーズクッキー（1/6量）	245	12.9	19.5	9.3	923	70	8.7	4.5
P.57	甘くないポークジャーキー（1/3量）	95	14.5	4.0	1.34	8	44	0.6	0.0
P.58	低糖質！高木家の塩唐揚げ	1048	57.5	92.8	18.84	19	268	1.7	0.4
P.58	高木家の鶏ハム	430	64.0	20.7	5.01	17	225	1.3	0.0
P.59	マヨ卵のココット焼き	142	7.5	12.5	3.37	124	197	0.3	0.0
P.59	野菜とひき肉の卵焼き	283	23.4	20.4	5.23	6	410	4.2	2.0
P.59	卵たっぷりチャーハン	314	18.3	17.4	4.86	7	383	22.7	2.1
P.59	ほうれん草のスペインオムレツ	606	24.2	55.7	14.57	536	435	7.2	4.1
P.34	鰻巻き	315	23.9	23.7	6.11	2	485	2.6	0.0
P.60	納豆オムレツ	332	19.6	26.3	5.52	28	378	6.1	2.8
P.60	納豆の磯部揚げ	121	8.0	6.1	0.82	1	1	10.5	3.8
P.60	納豆巾着焼き	214	15.5	16.0	3.60	245	10	5.9	3.3
P.61	豆腐のカップスープグラタン	233	14.4	14.3	4.96	491	20	14.5	1.4
P.34	具だくさん手作りがんもどき	760	52.9	60.6	11.53	23	253	9.9	5.9
P.34	豆腐＋トッピング	234	14.9	16.8	3.48	1	185	10.1	6.2
P.61	イワシの大葉チーズ焼き	464	39.7	32.2	10.94	667	135	7.3	0.5
P.61	丸ごと食べられるイワシのチーズトマト煮	321	33.6	19.2	5.24	92	111	6.1	1.5
P.62	ピカタ	362	32.2	26.4	5.36	70	203	1.8	0.4
P.62	つくねの磯辺焼き	294	23.0	23.0	6.74	244	153	1.5	0.6
P.62	ぱくぱくチキンナゲット	357	20.7	31.0	4.86	52	107	1.5	0.6
P.63	麻婆ナス	277	22.6	18.0	4.22	7	82	11.1	3.8
P.63	大豆と昆布のカミカミ揚げ	93	5.1	6.7	0.80	1	0	5.6	3.5
P.63	大豆と桜海老のかき揚げ	214	13.8	15.5	2.01	3	51	9.2	6.9
P.64	きな粉揚げパン	202	5.4	10.2	1.66	41	0	23.9	2.6
P.64	チーズチップス	56	4.1	4.7	2.88	328	14	0.2	0.0
P.64	鮭缶のスペイン風オムレツ	295	21.1	23.0	5.16	131	240	3.8	1.7
P.65	鮭缶の石狩鍋風みそ汁	198	17.8	11.9	4.18	316	46	8.5	2.8
P.35	オイルサーディンのキャベツソテー	231	10.5	18.6	3.66	7	34	8.9	2.9
P.35	鯖缶のレモンアヒージョ	282	16.5	23.2	3.82	0	63	4.4	1.6
P.35	おさしみのポキ風（マグロ&アボカド）	320	27.9	22.1	3.74	1	41	8.5	4.3
P.65	カレイの唐揚げ	366	31.9	26.4	3.06	11	107	2.4	1.6
P.65	タラのソテーほうれん草のクリームソース	449	37.2	31.7	10.58	1596	124	10.8	6.6
P.66	鯛のアクアパッツア	401	42.9	25.3	5.13	8	137	7.0	3.3
P.66	ちゃんちゃん焼き	430	31.4	28.6	8.26	585	112	18.7	7.5
P.36	牡蠣と鶏むね肉のアヒージョ	943	85.7	59.5	10.04	15	285	36.0	16.1
P.67	鶏皮チップス	190	2.7	20.6	6.52	0	48	0.1	0.0
P.67	わかめのガーリックゴマ油炒め	58	1.3	5.2	0.77	1	0	2.5	1.5
P.67	たらこ昆布の塩バター煮	80	10.2	3.6	1.30	111	144	5.5	3.9
P.68	きのこのセゴビア風	229	5.6	22.9	5.46	19	21	2.8	1.1
P.68	ベイクドチーズケーキ	229	6.5	21.0	12.32	1297	116	6.9	0.0
P.69	濃厚レアチーズケーキ	252	4.1	25.3	15.51	1720	54	5.6	0.0
P.69	きな粉風味の生チョコ	255	3.6	21.0	9.74	644	17	13.9	1.6
P.70	ホワイトチョコナッツ	273	4.2	22.5	8.82	138	8	13.9	1.1
P.37	たこ焼き	712	45.8	40.0	9.55	5	449	45.9	3.6
P.70	高野豆腐がつなぎのジューシーハンバーグ	252	17.2	21.1	6.57	37	92	1.9	0.9

カルシウム mg	鉄 mg	レチノール活性当量 μg	ビタミンD μg	ビタミンK μg	ビタミンB1 mg	ビタミンB2 mg	葉酸 μg	ビタミンC mg	食塩相当量 g	P : F : C
49	1.9	83	0.1	126	1.18	0.46	177	113	2.4	21 : 65 : 14
86	3.8	77	1.7	108	0.75	0.52	144	51	2.7	28 : 62 : 10
92	2.2	161	0.9	207	0.35	0.41	179	73	3.1	30 : 48 : 22
125	6.0	377	3.2	161	0.89	0.79	203	29	3.5	27 : 55 : 18
14	1.1	61	0.6	44	0.17	0.25	30	8	1.6	28 : 51 : 21
22	1.5	88	0.7	49	0.26	0.29	39	36	2.8	25 : 54 : 21
114	3.1	186	2.3	55	0.22	0.54	105	14	2.5	28 : 45 : 27
11	0.8	22	0.2	19	0.07	0.10	20	2	1.2	17 : 46 : 37
58	0.6	14	0.2	2	0.02	0.09	15	0	0.3	17 : 55 : 28
131	2.0	109	0.4	13	0.04	0.14	66	0	0.7	20 : 67 : 13
3	0.5	2	0.1	1	0.63	0.15	2	1	0.8	60 : 37 : 3
112	3.0	120	1.2	173	0.31	0.45	40	11	3.0	21 : 78 : 1
15	1.0	56	0.3	75	0.27	0.30	36	9	4.4	57 : 42 : 1
61	0.8	125	1.9	14	0.03	0.21	26	0	0.5	21 : 78 : 1
72	2.5	259	3.9	116	0.17	0.55	144	57	1.6	32 : 62 : 6
63	1.9	212	3.9	30	0.26	0.45	83	15	1.8	23 : 49 : 28
261	2.7	611	4.3	277	0.29	0.68	150	21	2.3	15 : 80 : 5
122	1.9	960	13.3	17	0.44	0.74	57	0	1.3	30 : 67 : 3
96	2.9	227	3.9	264	0.10	0.63	106	1	0.9	23 : 70 : 7
46	1.7	69	0.0	255	0.05	0.30	106	6	0.4	25 : 43 : 32
196	2.3	43	0.0	269	0.05	0.29	60	2	0.9	27 : 63 : 10
281	2.1	67	0.0	16	0.20	0.22	24	0	1.6	24 : 52 : 24
263	5.6	141	1.2	130	0.50	0.56	144	9	2.8	27 : 68 : 5
99	2.7	152	1.9	280	0.12	0.54	138	8	1.2	24 : 60 : 16
357	3.6	143	51.2	33	0.07	0.78	31	1	1.7	33 : 61 : 6
182	3.8	70	51.2	8	0.12	0.68	40	11	2.1	41 : 52 : 7
63	1.1	90	1.2	52	0.15	0.25	33	4	1.2	34 : 64 : 2
104	1.2	130	0.7	37	0.12	0.31	48	5	1.6	30 : 68 : 2
51	0.8	43	0.5	64	0.11	0.14	22	3	0.8	22 : 76 : 2
76	1.9	53	0.1	45	0.17	0.27	72	9	1.9	30 : 55 : 15
34	1.1	3	0.0	10	0.11	0.04	41	1	0.2	20 : 58 : 22
127	2.1	18	0.3	21	0.20	0.11	81	3	0.4	24 : 60 : 16
16	0.5	0	0.0	13	0.04	0.03	21	0	0.6	10 : 44 : 46
113	0.1	47	0.0	0	0.01	0.07	5	0	0.5	27 : 71 : 2
206	1.5	152	6.0	94	0.17	0.38	104	46	1.1	28 : 67 : 5
205	1.6	37	4.3	29	0.20	0.21	60	14	1.6	34 : 50 : 16
206	1.1	20	2.8	120	0.10	0.18	124	62	1.5	17 : 68 : 15
234	1.5	10	8.3	51	0.15	0.33	60	24	1.2	23 : 71 : 6
25	1.6	22	3.6	16	0.17	0.22	72	12	1.5	32 : 58 : 10
79	0.8	8	19.5	40	0.10	0.54	26	2	1.3	34 : 63 : 3
150	3.7	537	2.0	333	0.43	0.54	297	42	2.6	31 : 60 : 9
73	2.4	76	12.5	89	0.70	0.35	119	71	2.4	40 : 53 : 7
78	1.7	217	38.7	87	0.32	0.38	112	47	2.6	28 : 56 : 16
304	8.2	227	1.1	389	0.73	1.15	479	245	6.6	34 : 52 : 14
3	0.1	48	0.1	48	0.00	0.02	1	0	0.3	5 : 94 : 0
52	0.5	6	0.0	48	0.02	0.01	5	0	1.1	8 : 76 : 16
104	1.1	21	0.7	9	0.30	0.21	23	13	1.5	43 : 34 : 23
4	0.4	3	0.3	8	0.16	0.19	16	11	0.8	9 : 86 : 5
80	0.3	160	0.8	9	0.04	0.21	16	0	0.4	11 : 78 : 11
40	0.1	137	0.2	9	0.02	0.12	4	1	0.3	6 : 85 : 8
90	1.0	56	0.4	4	0.07	0.15	10	0	0.1	6 : 73 : 21
99	0.3	18	0.0	3	0.05	0.17	8	0	0.1	6 : 74 : 20
93	3.3	257	3.5	123	0.32	0.64	148	56	4.0	25 : 50 : 25
27	1.8	31	0.6	9	0.35	0.25	16	1	1.2	26 : 71 : 3

■嗜好性の高い食品一覧（1）

	食品名	目安量	重量 g	エネルギー kcal	たんぱく質 g	脂質 g	炭水化物 g
ミルク比較	母乳	100ml	100	61	1.1	3.5	7.2
	MCT ミルク（必須脂肪酸強化）14%	100ml	100	71	1.9	3.5	7.9
	乳児用液体ミルク	100ml	100	66	1.5	3.6	7.1
	乳児用調製粉乳	100ml	14	71	1.7	3.8	7.8
	豆乳（無糖）	100ml	100	44	3.6	2.0	3.1
	牛乳	100ml	100	61	3.3	3.8	4.8
乳製品	牛乳	紙パック小	200	122	6.6	7.6	9.6
	牛乳（濃厚）	紙パック小	200	140	6.8	8.4	10.6
	牛乳（低脂肪）	紙パック小	200	84	7.6	2.0	11.0
	ヨーグルト（全脂無糖）：ブルガリアヨーグルトタイプ	一回分	80	45	2.9	2.4	3.9
	ヨーグルト（脱脂加糖）：カップヨーグルトタイプ	カップヨーグルト	80	52	3.4	0.2	9.5
	ヨーグルト ドリンクタイプ 加糖	こども用カップ5－7分目	100	64	2.9	0.5	12.2
	乳酸菌飲料	ヤクルトサイズ	70	27	0.3	0.1	7.0
	クリームチーズ	大さじ１杯	15	47	1.2	5.0	0.3
	パルメザンチーズ	小さじ１杯	3	13	1.3	0.9	0.1
	プロセスチーズ	スライスチーズ１枚	18	56	4.1	4.7	0.2
	アイスクリーム 高脂肪	ハーゲンダッツカップ	80	164	2.8	9.6	17.9
	ラクトアイス 普通脂肪	バニラアイス	100	217	3.1	13.6	22.2
種実	ピーナッツ いり	10 粒	10	61	2.5	5.0	2.1
	バターピーナッツ	10 粒	10	61	2.3	5.3	1.8
	ピーナッツバター	おおさじ１	12	72	2.5	6.0	3.0
	アーモンド 乾	５粒	5	30	1.0	2.6	1.0
	アーモンド いり 無塩	５粒	5	30	1.0	2.7	1.0
	ごま いり	小さじ１杯	3	18	0.6	1.6	0.6
	マカダミアナッツ いり 味付け	5-6 粒	5	38	0.4	3.8	0.6
	まつの実 いり	おおさじ１	10	10	72.4	0	0.7
大豆・豆	木綿豆腐	約１/5 丁	50	37	3.5	2.5	0.8
	絹ごし豆腐	約１/5 丁	50	28	2.7	1.8	1.0
	生揚げ	約 1/2 枚	100	143	10.7	11.3	0.9
	油揚げ	約 1/2 枚	10	38	2.3	3.4	0.0
	凍り豆腐（高野豆腐）乾	１つ	17	84	8.6	5.8	0.7
	納豆	１パック	40	76	6.6	4.0	4.8
	おから 乾燥	おおさじ１	2	7	0.5	0.3	1.0
	きな粉	小さじ１	3	14	1.1	0.8	0.9
	だいず ゆで	1/ 2カップ	70	114	10.4	6.9	5.9
	ひよこまめ ゆで	1/ 2カップ	80	119	7.6	2.0	21.9
	レンズまめ ゆで	1/ 2カップ	80	119	9.0	0.6	23.3
魚・生	さば 生（近海）	１切れ	70	148	14.4	11.8	0.2
	さば 生（ノルウェー等）	１切れ	70	207	12.0	18.8	0.3
	さけ・ます 生	１切れ	70	153	14.1	11.6	0.1
	ぎんだら 生	１切れ	70	147	9.5	13.0	0.0
	さんま 生	１匹（摂取量）	150	431	27.2	38.4	0.2
	まあじ 生	中位１匹	100	112	19.7	4.5	0.1
	まいわし 生	中くらい１本	100	156	19.2	9.2	0.2
	本マグロ 養殖 赤身 生	刺身３－４切れ	50	77	12.4	3.8	0.2
	本まぐろ トロ 生	刺身３－４切れ	50	161	10.2	14.2	0.1

カルシウム mg	鉄 mg	レチノール活性当量 μg	ビタミンD μg	ビタミンB1 mg	ビタミンB2 mg	ビタミンC mg	食塩相当量 g	食物繊維総量 g	コレステロール mg	MCT mg
27	0.0	46	0.3	0.01	0.03	5	0	0.0	15	210
63	0.8	71	1.3	0.08	0.13	7	0.1			2879
45	0.6	66	1.1	0.08	0.11	31	0	0.0	11	0
52	0.9	78	1.3	0.06	0.10	7	0.1	0.0	9	444
15	1.2	0	0.0	0.03	0.02	0	0	0.2	0	0
110	0.0	38	0.3	0.04	0.15	1	0	0.0	12	255
220	0.0	76	0.6	0.08	0.30	2	0.2	0.0	24	510
220	0.2	70	0.0	0.06	0.34	0	0.2	0.0	32	508
260	0.2	26	0.0	0.08	0.36	0	0.4	0.0	12	144
96	0.0	26	0.0	0.03	0.11	1	0.1	0.0	10	157
96	0.1	0	0.0	0.02	0.12	0	0.2	0.0	3	8
110	0.1	5	0.0	0.01	0.12	0	0.1	0.0	3	39
11	0.0	1	0.1	0.01	0.01	4	0	0.1	1	3
11	0.0	38	0.0	0.00	0.03	0	0.1	0.0	15	335
39	0.0	7	0.0	0.00	0.02	0	0.1	0.0	3	61
113	0.1	47	0.0	0.01	0.07	0	0.5	0.0	14	328
104	0.1	80	0.1	0.05	0.14	0	0.2	0.1	26	592
95	0.1	10	0.0	0.03	0.15	0	0.2	0.1	21	3050
5	0.2	0	0	0.02	0.01	0	0	1.1	0	0
5	0.2	0	0	0.02	0.01	0	0	1.0	0	12
6	0.2	0	0	0.01	0.01	0	0.1	0.9	0	14
13	0.2	0	0.0	0.01	0.05	0	0	0.5	0	0
13	0.2	0	0.0	0.00	0.05	0	0	0.6	0	0
36	0.3	0	0.0	0.01	0.01	0	0	0.4	0	0
2	0.1	0	0.0	0.01	0.00	0	0.0	0.3	0	8
62	1.5	0.13	0	2.7	0.061	7.3	0	7.25	1	0
47	0.8	0	0.0	0.05	0.02	0	0	0.6	0	0
38	0.6	0	0.0	0.06	0.02	0	0	0.5	0	0
240	2.6	0	0.0	0.07	0.03	0	0	0.7	0	0
31	0.3	0	0.0	0.01	0.00	0	0	0.1	0	0
107	1.3	0	0.0	0.00	0.00	0	0.2	0.4	0	0
36	1.3	0	0.0	0.03	0.22	0	0	2.7	0	0
6	0.1	0	0.0	0.01	0.00	0	0	0.9	0	0
6	0.2	0	0.0	0.00	0.01	0	0	0.5	0	0
55	1.5	0	0.0	0.12	0.06	0	0	6.0	0	0
36	1.0	1	0.0	0.13	0.06	0	0	9.3	0	0
22	3.4	1	0.0	0.16	0.05	0	0	7.5	0	0
4	0.8	26	3.6	0.15	0.22	1	0.2	0.0	43	5
5	0.6	31	7.0	0.10	0.25	1	0.2	0.0	48	8
6	0.2	10	5.8	0.16	0.07	1	0.1	0.0	50	5
11	0.2	1050	2.5	0.04	0.07	0	0.1	0.0	35	6
42	2.1	24	24.0	0.02	0.42	0	0.6	0.0	102	14
66	0.6	7	8.9	0.13	0.13	0	0.3	0.0	68	2
74	2.1	8	32.0	0.03	0.39	0	0.2	0.0	67	7
2	0.4	420	2.0	0.08	0.03	1	0.1	0.0	27	1
5	0.3	17	2.5	0.05	0.03	3	0.1	0.0	30	3

■嗜好性の高い食品一覧（2）

	食品名	目安量	重量 g	エネルギー kcal	たんぱく質 g	脂質 g	炭水化物 g
魚・加工品	まあじ 開き干し	中くらい１枚	100	150	20.2	8.8	0.1
	まいわし 生干し	中くらい１本	100	217	20.6	16.0	1.1
	塩さば	１切れ（半身の 2/3 位）	70	184	18.3	13.4	0.1
	ししゃも 生干し	１匹	20	32	3.1	2.3	0.1
	塩ほっけ	１切れ	70	79	12.7	3.4	0.1
	釜揚げしらす	大さじ１杯	15	13	2.6	0.3	0.0
	べにざけ くん製（スモークサーモン）	薄切り１枚	20	29	5.1	1.1	0.0
	イワシ缶詰 油漬	オイルサーディン小4匹	20	70	4.1	6.1	0.1
	さば缶詰 水煮	１缶固形分	120	209	25.1	12.8	0.2
	さけ・ます 水煮缶詰	１缶固形分	120	187	25.4	10.2	0.1
	ツナ缶 油漬ライト	１缶固形分	50	133	8.9	10.9	0.1
	ツナ缶 水煮 ライト	１缶固形分	50	35	8.0	0.4	0.1
肉・生	和牛肉 かたロース		100	380	13.8	37.4	0.2
	牛ひき肉		100	251	17.1	21.1	0.3
	ぶた かたロース		100	237	17.1	19.2	0.1
	ぶた ロース		100	248	19.3	19.2	0.2
	ぶた ばら		100	366	14.4	35.4	0.1
	ぶたひき肉		100	209	17.7	17.2	0.1
	マトンロース		100	192	19.3	15.0	0.2
	ラム ロース		100	287	15.6	25.9	0.2
	かも肉 皮つき		100	304	14.2	29.0	0.1
	とり肉 手羽 皮つき		100	189	17.8	14.3	0.0
	とり肉 手羽さき 皮つき	手羽先１本摂取量（骨付き 60g）	30	62	5.2	4.9	0.0
	とり肉 手羽もと 皮つき	手羽もと１本摂取量（骨付き 50g）	30	53	5.5	3.8	0.0
	とり肉 むね 皮つき		100	133	21.3	5.9	0.1
	とり肉 むね 皮なし		100	105	23.3	1.9	0.1
	とり肉 もも 皮つき		100	190	16.6	14.2	0.0
	とり肉 もも 皮なし		100	113	19.0	5.0	0.0
	とり肉 ささみ	１本	60	59	14.3	0.5	0.1
肉・加工品	コンビーフ缶詰		100	191	19.8	13.0	1.7
	ロースハム	スライス１枚	20	42	3.7	2.9	0.4
	生ハム	スライス小１枚	10	24	2.4	1.7	0.1
	ばらベーコン	スライス１枚	20	80	2.6	7.8	0.1
	ショルダーベーコン	スライス１枚	20	36	3.4	2.4	0.5
	セミドライソーセージ	カルパス小１つ	3	10	0.5	0.9	0.1
卵	鶏卵	１つ	50	71	6.1	5.1	0.2
	うずら卵	１つ	15	24	1.9	2.0	0.0
穀類	米飯	こども茶碗１杯	100	156	2.5	0.3	37.1
	食パン	６枚切り１枚	60	149	5.3	2.5	27.8
	ロールパン	１つ	30	93	3.0	2.7	14.6
	クロワッサン レギュラータイプ	１つ	50	203	3.3	10.2	25.8
	うどん ゆで	一袋	200	190	5.2	0.8	43.2
	マカロニ・スパゲッティ ゆで	１／２皿	100	150	5.8	0.9	32.2
菓子類	ポテトチップス	小袋１袋	15	81	0.7	5.3	8.2
	成形ポテトチップス	６枚	10	52	0.6	3.2	5.7
	チョコレート	小２粒	7	39	0.5	2.4	3.9
	ホワイトチョコレート	小２粒	7	41	0.5	2.8	3.6

カルシウム mg	鉄 mg	レチノール活性当量 μg	ビタミンD μg	ビタミンB1 mg	ビタミンB2 mg	ビタミンC mg	食塩相当量 g	食物繊維総量 g	コレステロール mg	MCT mg
36	0.8	0	3.0	0.1	0.15	0	1.7	0	73	0
65	1.6	0	11.0	0.0	0.22	0	1.8	0	68	12
19	1.4	6	7.7	0.11	0.41	0	1.3	0.0	41	4
70	0.3	24	0.1	0.00	0.06	0	0.3	0.0	58	2
14	0.4	14	2.1	0.07	0.19	0	2.5	0.0	42	2
29	0.0	21	0.6	0.01	0.01	0	0.3	0.0	26	0
4	0.2	9	5.6	0.05	0.05	0	0.8	0.0	10	0
70	0.3	5	1.4	0.02	0.06	0	0.2	0.0	17	3
312	1.9	0	13.2	0.18	0.48	0	1.1	0.0	101	22
228	0.5	0	9.6	0.18	0.14	0	0.7	0.0	79	1
2	0.3	4	1.0	0.01	0.02	0	0.5	0.0	16	31
3	0.3	5	1.5	0.01	0.02	0	0.3	0.0	18	40
3	0.7	3	0.0	0.06	0.17	1	0.1	0.0	89	16
6	2.4	13	0.1	0.08	0.19	1	0.2	0.0	64	20
4	0.6	6	0.3	0.63	0.23	2	0.1	0.0	69	31
4	0.3	6	0.1	0.69	0.15	1	0.1	0.0	61	40
3	0.6	11	0.5	0.51	0.13	1	0.1	0.0	70	181
6	1.0	9	0.4	0.69	0.22	1	0.1	0.0	74	32
3	2.7	12	0.7	0.16	0.21	1	0.2	0.0	65	26
10	1.2	30	0.0	0.12	0.16	1	0.2	0.0	66	125
5	1.9	46	1.0	0.24	0.35	1	0.2	0.0	86	5
14	0.5	47	0.4	0.07	0.10	2	0.2	0.0	110	11
6	0.2	15	0.2	0.02	0.03	1	0.1	0.0	36	4
3	0.2	13	0.1	0.02	0.03	1	0.1	0.0	30	3
4	0.3	18	0.1	0.09	0.10	3	0.1	0.0	73	5
4	0.3	9	0.1	0.10	0.11	3	0.1	0.0	72	1
5	0.6	40	0.4	0.10	0.15	3	0.2	0.0	89	1
5	0.6	16	0.2	0.12	0.19	3	0.2	0.0	87	2
2	0.2	3	0.0	0.05	0.07	2	0.1	0.0	40	0
15	3.5	0	0.0	0.02	0.14	0	1.8	0.0	68	19
1	0.1	1	0.0	0.14	0.02	5	0.5	0.0	12	5
1	0.1	1	0.0	0.09	0.02	2	0.3	0.0	8	3
1	0.1	1	0.1	0.09	0.03	7	0.4	0.0	10	15
2	0.2	1	0.1	0.12	0.07	8	0.5	0.0	10	5
1	0.1	0	0.0	0.01	0.01	0	0.1	0.0	2	1
23	0.8	105	1.9	0.03	0.19	0	0.2	0.0	185	1
9	0.5	53	0.4	0.02	0.11	0	0.0	0.0	71	0
3	0.1	0	0.0	0.02	0.01	0	0	1.5	0	0
13	0.3	0	0.0	0.04	0.03	0	0.7	2.5	0	46
13	0.2	0	0.0	0.03	0.02	0	0.4	0.6	0	104
14	0.2	19	0.7	0.06	0.05	0	(0.7)	1.0	10	0
12	0.4	0	0.0	0.04	0.02	0	0.6	2.6	0	0
8	0.7	0	0.0	0.06	0.03	0	1.2	3.0	0	0
3	0.3	0	0.0	0.04	0.01	2	0.2	0.6	0	2
5	0.1	0	0.0	0.03	0.01	1	0.1	0.5	0	10
17	0.2	5	0.1	0.01	0.03	0	0.0	0.3	1	22
18	0.0	4	0.0	0.01	0.03	0	0.0	0.0	2	27

平成出版 について

本書を発行した平成出版は、基本的な出版ポリシーとして、自分の主張を知ってもらいたい人々、世の中の新しい動きに注目する人々、起業家や新ジャンルに挑戦する経営者、専門家、クリエイターの皆さまの味方でありたいと願っています。
代表・須田早は、あらゆる出版に関する職務（編集、営業、広告、総務、財務、印刷管理、経営、ライター、フリー編集者、カメラマン、プロデューサーなど）を経験してきました。そして、従来の出版の殻を打ち破ることが、未来の日本の繁栄につながると信じています。
志のある人を、広く世の中に知らしめるように、商業出版として新しい出版方式を実践しつつ「読者が求める本」を提供していきます。出版について、知りたいことやわからないことがありましたら、お気軽にメールをお寄せください。

book@syuppan.jp 平成出版 編集部一同

ISBN978-4-434-33042-1 C0077

シトリンっ子のためのレシピ集 70
高木家のごはん

令和5年（2023）11月10日 第1刷発行
著 者 高木 泰子（たかぎ・やすこ）
監 修 藤谷 朝実（ふじたに・あさみ）
発行人 須 田 早
発 行 **平成出版** G 株式会社
〒104-0061 東京都中央区銀座 7 丁目 13 番 5 号
N R E G 銀座ビル 1 階
経営サポート部／東京都港区赤坂 8 丁目
TEL 03-3408-8300 FAX 03-3746-1588
平成出版ホームページ https://syuppan.jp
メール : book@syuppan.jp

発 売 株式会社 星雲社（共同出版社・流通責任出版社）
〒112-0005 東京都文京区水道 1-3-30
TEL 03-3868-3275 FAX 03-3868-6588

編集協力：安田京祐、大井恵次
写真撮影：高木泰子
栄養計算：松井佳奈子
本文イラスト：イラスト AC
制作協力・本文 DTP：P デザイン・オフィス
Print：DOz